Dr Armand BÉRAUD

DE LA FACULTÉ DE MÉDECINE DE PARIS

ANCIEN EXTERNE DES HOPITAUX

INTERNE DE L'HOPITAL SAINT-JOSEPH

LES

INJECTIONS HYPODERMIQUES

D'OXYGÈNE

DANS LE TRAITEMENT

DES DYSPNÉES ET DE L'ASPHYXIE

Faits Cliniques - Recherches expérimentales

PARIS

JOUVE & Cie, ÉDITEURS

15, RUE RACINE, VIe

1911

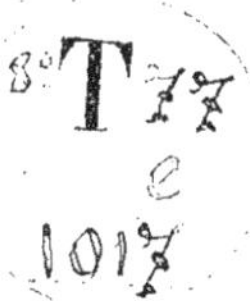

A MON PÈRE ET A MA MÈRE

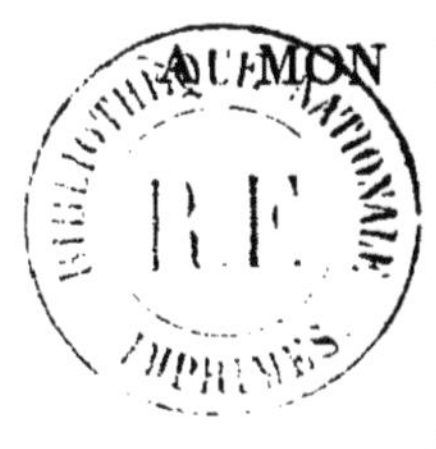

A MA FIANCÉE

A MES COUSINS : LE DOCTEUR RASTOUIL
ET LE DOCTEUR MARTIN

MEIS ET AMICIS

A. Béraud

M. LE DOCTEUR BOURCY
Médecin de l'Hôpital Laënnec

M. LE DOCTEUR ROUTIER
Chirurgien de l'Hôpital Necker

M. LE PROFESSEUR AGRÉGÉ POTOCKI
Accoucheur des Hôpitaux (Pitié)

Externat des hôpitaux de Paris

M. LE PROFESSEUR AGRÉGÉ WALTHER
Chirurgien de l'Hôpital de la Pitié

M. LE DOCTEUR HUCHARD
Médecin de l'Hôpital Necker
(*In memoriam*)

M. LE PROFESSEUR AGRÉGÉ RÉNON
Médecin de l'Hôpital Necker

M. LE DOCTEUR LESAGE
Médecin de l'Hôpital Hérold (enfants)

Internat de Saint-Joseph

M. LE DOCTEUR LEROUX
(1910-1911)

(Médecine générale. Service des enfants)
(1911-1912)

A M. LE DOCTEUR LANGLOIS

Professeur agrégé à la Faculté
Chef des travaux physiologiques
Chevalier de la Légion d'honneur

A M. LE DOCTEUR RAMOND

Médecin des Hôpitaux de Paris

INJECTIONS HYPODERMIQUES D'OXYGÈNE

DANS LE

TRAITEMENT DES DYPSNÉES ET DE L'ASPHYXIE

FAITS CLINIQUES — RECHERCHES EXPÉRIMENTALES

AVANT-PROPOS

Les injections sous-cutanées d'oxygène, pratiquées pour combattre la dyspnée et les phénomènes asphyxiques, constituent un procédé thérapeutique récent dont il n'est fait mention dans la littérature médicale que depuis quelques années ; on pourrait dire quelques mois pour la France. Il nous a paru intéressant de recueillir et d'étudier les rares communications écrites sur ce sujet tout nouveau et d'en tirer quelques conclusions, qui, d'ailleurs, n'ont point la prétention d'être absolument définitives : le nombre d'observations recueillies étant encore trop restreint pour que l'on puisse catégoriquement apporter des axiomes précis en une matière aussi délicate à apprécier que la thérapeutique, et en un sujet où de nombreux inconnus restent à élucider faute d'une expérimentation longue et répétée. Néanmoins grâce à l'aimable accueil et aux conseils éclairés de M. le

Dr Ramond, le véritable promoteur de la méthode, nous avons pu recueillir et interpréter un certain nombre de faits cliniques vraiment encourageants. Nous-même, dans le service de notre maître, M. le Dr Leroux, qui voulut bien s'intéresser à nos recherches cliniques et chez quelques malades de MM. les Drs Merigot de Treigny et Meslay, médecins de l'hôpital Saint-Joseph, nous avons pu utiliser l'oxygène en injections hypodermiques. A côté de quelques cas, où les résultats furent négatifs, nous avons le plus souvent obtenu des améliorations très nettes et qui bien que passagères, faisaient bénéficier le malade d'un arrêt ou d'une diminution des phénomènes objectifs ou subjectifs de la dyspnée.

Désireux d'élucider le mécanisme de l'influence de ce procédé thérapeutique sur l'organisme, nous avons eu l'idée d'en expérimenter les effets sur l'animal.

Aussi la deuxième partie de notre travail comprend-t-elle une série d'expériences portant sur des animaux respirant à l'air libre ou rendus dyspnéiques par divers modes d'asphyxie. L'étude comparée des échanges gazeux, des gaz du sang, de la durée de résistance à l'asphyxie d'animaux témoins et d'animaux ayant reçu une injection hypodermique d'oxygène, nous a montré que ce gaz ainsi administré est absorbé et utilisé et que cette injection met l'animal qui la reçoit dans des conditions avantageuses pour lutter contre l'asphyxie. Ces expériences ont été exécutées dans le laboratoire et sous la savante direction de M. le Dr Langlois, professeur agrégé, chef des travaux physiologiques à la Faculté de médecine qui nous a fait le très grand honneur de nous admettre dans son laboratoire et de s'intéresser à nos recherches physiologiques. Nous lui en sommes très reconnaissant.

C'est grâce à la collaboration de M. le Dr Garrelon, chef adjoint des travaux pratiques de physiologie à la Faculté de médecine, que nous avons pu mener à bien ces recherches expérimentales souvent minutieuses dont il a surveillé la marche et contrôlé les résultats. Nous sommes heureux de reconnaître ici toute la part qui lui revient dans l'exécution des projets que nous lui avions soumis. Qu'il soit assuré de toute notre reconnaissance.

Il reste encore beaucoup à faire tant au point de vue clinique, qu'expérimental pour expliquer complètement et avec certitude les résultats heureux que donne l'injection hypodermique d'oxygène chez l'homme et chez l'animal. Nous n'avons pas la prétention d'avoir épuisé un sujet qui est encore dans la phase des tatonnements et des essais. Nous avons voulu simplement exposer où en était la question et par quelques faits cliniques et surtout expérimentaux personnels amorcer en quelque sorte l'étude de l'oxygénothérapie hypodermique.

PREMIÈRE PARTIE

FAITS CLINIQUES

CHAPITRE PREMIER

Historique

L'histoire thérapeutique de l'oxygène commence avec la double découverte de Priestley (1774) qui le retira du bioxyde de manganèse et de Lavoisier (1775) qui en décela la présence dans l'air et imagina la théorie exacte de la respiration. Priestley satisfait de ses expériences sur la souris respire à son tour ce qu'il appelait l'air dephlagistiqué, et déclare que « sa poitrine se trouvait singulièrement dégagée et à l'aise pendant quelque temps ». Depuis lors les inhalations d'oxygène connurent les alternatives d'enthousiasme et de dénigrement de tous les procédés thérapeutiques dont l'efficacité n'est pas assez évidente pour obtenir le consentement universel.

Leurs nombreux partisans : Chaussier (1780), Caillens (1784), Ingenhousz (1785), Alexandre Poulle (1784), Bergius, Selle, Jurine, Goodwyne, Sourcroy, Beddœs (1799), Demarquay, Thompson (1885), Bonnaire (1851), Chavannas (1899), tout a fait récemment Meyer, Sénator, Weill, Michælis, von Leyden les utilisent successivement et en vantent les effets dans la phtysie, les fièvres malignes, l'asthme, l'asphyxie par submersion, le scorbut, le choléra, la dyspnée, le mal de Bright, l'urémie, la pneumonie, la bronchite capillaire, la congestion pulmonaire, les troubles de l'hématose du nourrisson, les vomissements post chloroformiques, l'intoxication par l'oxyde de carbone, la coqueluche, la dilatation des bronches. Par contre, Aaron, Ewald, Richaud déclarent les inhalations inutiles et les prétendus résultats cliniques ne leur paraissent pas pouvoir résister à la critique physiologique : l'oxygène de l'air étant parfaitement suffisant à pourvoir à la capacité respiratoire du sang, il est inutile d'en augmenter la tenue dans l'air inspiré ; mieux vaudrait augmenter la surface de contact du sang et de l'oxygène.

Ce n'est point, comme on pourrait le supposer cet argument physiologique qui suggéra l'idée de tenter l'injection hypodermique d'oxygène dans les états asphyxiques et cette méthode ne fut point préconisée avec la prétention d'ailleurs injustifiée de remplacer les inhalations de ce gaz. Mais c'est tout à fait par hasard et par suite d'une erreur dans la technique d'une injection de sérum à un typhique, que le Dr Domine de Valence, en 1900, fut amené à juger des bons effets, et combien inattendus, de l'introduction d'air sous la peau. « Les effets furent si surprenants, explique-t-il, qu'ils l'amenèrent à réitérer dans ce cas et dans plusieurs autres cette injection, non pas avec de l'air mais avec de l'oxygène » que le Dr Domine considéra comme l'élément actif.

Cependant, la même année (1900), le Dr Ewart se demande si dans les cas où l'inhalation d'oxygène est impossible ou inutile, l'on ne pourrait pas tirer quelque bénéfice de l'introduction de ce gaz dans le tissu cellulaire sous-cutané. Après avoir utilisé du sérum physiologique additionné d'eau oxygénée, Ewart essaie sur lui-même l'injection du gaz oxygène. Puis il en administre à un malade atteint de pneumo-typhus grave qui mourut cependant trois jours après. Ewart conclut de ces essais « que l'on peut provoquer la formation d'un emphysème localisé du tissu cellulaire sous-cutané sans aucun danger ; que le gaz est peu à peu, mais très lentement résorbé ; que l'injection d'oxygène est facile à réa-liser, ne comportant d'autre danger que celui qui résulterait de la blessure d'une veine dont il propose d'éviter les inconvénients en posant une ligature à la partie supérieure du membre où l'on pratique l'injection ». Mais faute d'observations, Ewart ne se prononce pas sur l'efficacité de la méthode.

Chabas, en 1902, dans sa thèse de Madrid, expose le procédé et en vante l'efficacité. Au Congrès de médecine internationale de Lisbonne(1906) Domine et Chabas reviennent sur ce procédé thérapeutique. Ils étudient, sommairement d'ailleurs, les effets locaux et les effets de diffusion de l'oxygène injecté dans le tis-sus cellulaire sous-cutané et vantent son efficacité dans la colibacillose, la fièvre typhoïde, les ménin-gites, la tuberculose pulmonaire, l'éclampsie ; sans

apporter il est vrai d'observations vraiment pro-
bantes par la précision des symptômes et l'étude
détaillée de l'évolution.

Le Dr Ramond, médecin des hôpitaux de Paris,
dans un article du *Progrès médical* du 3 septembre
1910, fut le premier à parler en France des injections
hypodermiques d'oxygène. C'est à lui que revient le
mérite d'en avoir précisé les indications. « Il n'est
pas de situation plus angoissante pour le médecin,
écrivait-il, que de se trouver en présence d'un de ces
nombreux cas d'asphyxie où nous sommes obligés
d'avouer notre impuissance ; et souvent chez le
patient tous les organes sont sains, il meurt par ce
que l'oxygène, n'arrive plus à ses alvéoles pulmonaires. On recourt bien aux inhalations d'oxygène,
mais celui-ci n'arrive pas à destination, arrêté en
chemin par un obstacle trachéal, bronchique, alvéolaire. » C'est dans ce cas que l'auteur a l'habitude de
praliquer l'injection sous-cutanée d'oxygène. Puis il
indique les affections qui en retirent le maximum
de bénéfice : asphyxies purement mécaniques, asphyxies toxiques d'origine endogène ou exogène et surtout les asphyxies ou l'élément toxique s'additionne
à l'élément mécanique. Enfin l'auteur termine en indiquant la technique de l'injection ; nous l'étudierons
plus loin. (Un tout récent article du *Progrès médical*
d'octobre 1911 y ajoute quelques perfectionnements
que nous relatons aussi au chapitre de la technique
opératoire.

Depuis la publication de cet article du Dr Ramond,

plusieurs médecins, en particulier des médecins militaires, ont, dans le courant de l'année 1911, utilisé les injections d'oxygène. A la Soeiété de médecine militaire française, le Dʳ Maisonnet et le Dʳ Sacquepée ont relaté des résultats encourageants, concernant des pneumonies et des congestions pulmonaires post-opératoires. Un peu plus tard, le Dʳ Pouy publie l'observation vraiment impressionnante d'un malade atteint de congestion pulmonaire grave au cours d'une cardiopathie artérielle et chez qui l'injection sous-cutanée d'oxygène, amena une véritable résurrection. Par contre le médecin major Schuttelaëre, déclare n'avoir jamais constaté les bons effets vantés par ses collègues.

Enfin, en mars 1911, le Dʳ Rapin publiait à la Société vaudaise de médecine, l'observation relatée plus loin, d'un enfant atteint de broncho-pneumonie et où l'injection d'oxygène amena une amélioration évidente. En même temps, il relatait les résultats encourageants qu'il avait obtenus au point de vue expérimental chez des lapins qu'il rendait asphyxiques par compression de la trachée. L'injection préventive ou curatrice d'oxygène amenait une survie très nette des animaux injectés sur les animaux témoins.

Antérieurement, M. le professeur Richet avait étudié la résistance à l'asphyxie d'animaux auxquels il injectait de l'oxygène *dans le péritoine* et Baïndbridge en 1900 constatait : que le gaz ainsi administré était complètement absorbé ; que *l'injection intra-péritonéale* agissait comme un stimulant du cœur et de la respiration et était suivie, dans les cas d'anoxémie, d'une rapide transformation du sang veineux en sang rouge artériel.

Avec les expériences anciennes, puisqu'elles datent de 1859, de Leconte et Demarquay, sur les échanges gazeux locaux qui succèdent à l'injection de gaz variés, dont l'oxygène, sous la peau d'animaux à jeun ou en digestion, les trois expérience du Dr Rapin constituent les seuls faits expérimentaux relatés de la littérature médicale concernant les injections *hypodermiques* d'oxygène.

CHAPITRE II

Technique opératoire

Rien n'est plus simple que de pratiquer une injection hypodermique d'oxygène. Dans les cas urgents où l'on n'a guère le choix des instruments, un ballon d'oxygène tel que le vendent les pharmaciens, une aiguille à injection hypodermique ajustée au tuyau d'échappement du ballon et dans la partie évasée de laquelle on introduit un petit coton filtreur, constituent le matériel nécessaire et suffisant.

On désinfecte à l'alcool, à l'éther ou à la teinture d'iode une région de la peau facilement accessible et l'on enfonce l'aiguille dans le tissu cellulaire en s'assurant — nous verrons comment tout à l'heure — que l'on n'a point pénétré dans un vaisseau. Cela fait, il suffit de comprimer fortement le ballon d'oxygène pour en chasser le gaz et le faire pénétrer dans le tissu cellulaire, qu'il distend peu à peu.

L'injection terminée on retire l'aiguille d'un coup sec et rapide et l'on obture la piqûre avec du collodion et du coton.

Ce procédé opératoire est évidemment appelé, dans

A. Béraud

sa grande simplicité, à rendre service dans les cas d'urgence, mais il est fort imparfait et les praticiens qui ont utilisé l'injection hypodermique d'oxygène se sont tous efforcés de perfectionner l'instrumentation et de donner le maximum de garanties et d'efficacité à ce procédé thérapeutique.

La pénétration de l'oxygène dans le tissu cellulaire sous-cutané exige une pression assez forte surtout au début.

Elle nous a paru être en moyenne représentée par la pression d'une colonne d'eau de 5o centimètres. Pour que l'injection soit suffisamment rapide et non douloureuse, il faut que cette pression garde à peu près toujours la même valeur et que celle-ci soit suffisante.

Or la compression du ballon d'oxygène est difficile à réaliser (le mieux est d'enrouler le fond du ballon sur lui-même et de le comprimer avec les poings fermés) ; elle est fatigante et la force déployée dans ce but est variable d'un instant à l'autre : tantôt trop forte, risquant de détériorer le ballon ou de faire sauter les ajustages, et en tous les cas provoquant souvent de la douleur ; tantôt trop faible et permettant le reflux de l'oxygène dans le ballon.

Enfin le lieu de l'injection n'est pas indifférent, car, pour avoir le maximum d'efficacité, certaines conditions qui règlent la rapidité de l'absorption sont à envisager.

Nous étudierons donc maintenant avec plus de détail :

Les instruments nécessaires ;

Le manuel opératoire ;

Le lieu d'élection.

Instruments. — Dans une première série d'appareils on utilise pour l'injection le ballon d'oxygène
tel qu'on le trouve en vente chez le pharmacien. Il
suffit alors de trouver le moyen le plus simple possible
pour obtenir sans fatigue et sans à-coup la pression
nécessaire.

Pour ce faire il suffit d'interposer entre le ballon
d'oxygène et l'aiguille à injection la soufflerie d'un
thermocautère. On fixe naturellement l'extrémité
libre de la poire, extrémité par où se fait l'aspiration,
au tuyau du ballon et l'aiguille est assujettie à
l'extrémité libre du tube de caoutchouc qui part du
régulateur extensible adapté à l'autre pôle de la poire
de la soufflerie.

Ainsi l'oxygène est puisé dans le ballon et chaque
compression de la poire de caoutchouc envoie dans
le tissu cellulaire un volume d'oxygène qu'il est facile
de calculer une fois pour toute. Il suffit alors de
compter le nombre de compressions effectuées pour
savoir avec une approximation très suffisante le
volume injecté. Ce dispositif très simple et qui
donne un débit très rapide a été simultanément
employé par le Dr Ramond et le Dr Desmaret (qui a
utilisé les injections d'oxygène au point de vue
chirurgical).

L'appareil que le Dr Domine décrivit au Congrès

de Lisbonne repose sur un principe analogue, en voici la description :

« Notre appareil, dit-il, se compose d'un flacon laveur gradué (qui se remplit à moitié d'eau avec quelques gouttes d'essence de térébenthine) fermé par un bouchon métallique traversé par deux tubes de même matière recourbés à angle droit.

» L'un d'eux qui apporte l'oxygène enfermé dans un ballon se prolonge près du fond du flacon ; l'autre s'engage dans un simple jeu de clefs qui établit le courant. Un système de deux poires dilatables munies de valves brevetées se termine dans la pièce de la bride de l'aiguille canulée.

» Après les précautions antiseptiques d'usage, on lave l'appareil de l'air qu'il contient en y faisant passer un courant d'oxygène ; puis l'on enfonce l'aiguille canulée dans le pli cutané préalablement stérilisé. Grâce à l'action dudit jeu de poires avec valves aspirantes et foulantes, l'oxygène est conduit à la région choisie et au moyen d'un simple massage on arrive à en disséminer plusieurs litres dans le tissu cellulaire. »

Lorsque l'on veut faire des injections massives et répétées d'oxygène on pourrait à la rigueur utiliser les tubes d'oxygène comprimé, que l'on trouve à l'heure actuelle dans le commerce. Il faudrait alors interposer entre le réservoir et l'aiguille à injection une poche élastique qui jouerait le rôle de réducteur de pression, celle du tube d'oxygène comprimé étant beaucoup trop violente. Nous avons pu utiliser ce procédé, même sans réducteurs de pression, dans nos expériences sur l'animal ; il faut alors donner un très petit débit à l'oxygène et manier la clef qui lui permet de s'échapper du réservoir où il est comprimé, avec la plus grande douceur.

D'autres appareils produisent directement l'oxygène en utilisant une réaction chimique facile à obtenir. La plus usitée parmi celles-ci est celle de l'eau sur le paroxyde de calcium ou oxylithe qui donne de l'oxygène très pur (99 o/o) (appareil de Jaubert) ou celle de l'acide chromique sur l'eau oxygénée (D'Arsonval).

Grâce à un dispositif facile à imaginer, la production d'oxygène s'arrête automatiquement lorsque l'échappement du gaz est entravé : la pression augmentant dans l'appareil un des produits liquides utilisé se trouve refoulé dans un réservoir quelconque et la réaction génératrice d'oxygène cesse de ce fait.

Mais tous ces procédés, qu'ils utilisent le ballon ou les générateurs d'oxygène ne donnent pas la quantité de ce gaz injecté.

Pour calculer celle-ci et cela peut être utile pour des recherches scientifiques précises, il faut pouvoir mesurer le volume injecté et la pression à laquelle se fait l'injection.

Pour ce faire nous avons imaginé et utilisé avec succès le dispositif suivant : « Un flacon de verre de la contenance voulue (3 à 4 litres) et extérieurement gradué, est hermétiquement obturé à sa partie supérieure par un bouchon de caoutchouc. 3 tubes traversent celui-ci. L'un s'arrête à la partie supérieure du flacon (tube T), l'autre plonge jusqu'à la partie inférieure (tube P). En dehors du flacon il s'élève à une hauteur de 5o à 6o centimètres. La partie supérieure se termine en entonnoir. Le troisième tube P', va jusqu'à la partie inférieure du flacon et à l'extérieur est recourbé de façon à pouvoir facilement entrer dans le goulot d'une bouteille (tube P'). Un robinet ou un tube de caoutchouc avec obturateur permettent de l'ouvrir ou de le fermer à volonté. A l'extrémité libre du tube T, on ajuste un tuyau de caoutchouc de 1 m. 5o environ muni aussi d'un obturateur. Enfin sur ce tube est branché en dérivation un manomètre qui indiquera à chaque instant la pression de l'oxygène dans le système.

Quand on veut faire une injection d'oxigène, on remplit d'eau bouillie un peu alcoolisée le flacon gradué ; puis à l'extrémité libre du tuyau de caoutchouc qui prolonge le tube T on adapte le ballon d'oxygène.

Après avoir ouvert le tuyau P', il suffit alors de comprimer ce ballon pour que l'oxygène prenne la place de l'eau qu'il refoule à l'extérieur par le tuyau P'.

Une fois le récipient rempli d'oxygène, on ferme P' et pour faire l'injection il suffira de verser l'eau recueillie précédemment par l'entonnoir du tube P, tandis que l'oxygène sera chassé par le tube T relié à l'aiguille canulée piquée sous la peau.

Grâce à ce dispositif on peut injecter le volume

d'oxigène que l'on veut et la pression est connue à chaque instant.

De plus, le débit est régulier, suffisamment rapide et le tissus cellulaire se trouve soumis à une distension régulière sous une pression à peu près constante. Pour lire le volume injecté il suffit de ramener à la pression atmosphérique en ouvrant le tube T et de voir à quelle diviso n se trouve le niveau du liquide à l'intérieur du flacon gradué.

Cet appareil très facile à construire, d'un maniement très simple a le défaut d'être encombrant ; aussi reste-t-il un appareil d'hôpital difficile à utiliser dans la pratique courante.

En tous les cas quelle que soit la source d'oxygène utilisée, et le procédé d'injection auquel on a recours, il est prudent de *filtrer* le gaz injecté en lui faisant traverser un tube de verre rempli de coton stérilisé peu tassé ; tube que l'on interpose sur le trajet du conduit de caoutchouc qui relie l'aiguille au générateur d'oxygène.

On peut aussi plus simplement garnir de coton le corps de pompe de la seringue de Pravaz qui sert ainsi que nous le verrons plus loin au début de l'opération, et sur lequel on ajuste, après avoir retiré le piston, l'extrémité libre du tube d'amenée de l'oxygène.

Cette filtration constitue une mesure de prudence, mais elle n'est pas indispensable. Nous n'avons point obtenu de culture microbienne en faisant barboter l'oxygène d'un ballon de gaz dans un bouillon de culture, sans avoir pris la peine de le filtrer au préalable. Cela s'explique par l'action antiseptique de l'oxygène. Il est vrai que certains auteurs, dont M. Buckardt, au cours de recherches sur l'action de l'oxygène sur des cultures de staphylocoques et de streptocoques, n'ont remarqué qu'une très légère action retardante de ce gaz sur le développement des colonies microbiennes.

Il vaut donc mieux, en tout état de cause, recourir à ce très simple procédé de filtration qui est certainement suffisant car jamais nous n'avons eu d'accidents inflammatoires, même chez des malades en pleine pyohémie.

Bien entendu, ici comme dans toute injection hypodermique, la désinfection de la peau à l'alcool, à l'éther ou plus simplement à la teinture d'iode, le flambage de l'aiguille ou son ébullition, sont absolument de rigueur.

Lorsque tous les intruments sont préparés on commence par faire la piqûre avec une aiguille un peu longue montée sur une seringue de Pravaz ; on aspire alors avec celle-ci et s'il ne vient pas de sang (nous verrons plus loin la signification de cette précaution), on peut alors envoyer sans inconvénient la quantité voulue d'oxygène dans le tissus cellulaire sous-cutané après avoir chassé l'air du tuyau d'amenée d'oxygène et en vérifiant bien les ajustages pour éviter les fuites de ce gaz très fluide.

Lieu d'élection. — Où doit-on faire l'injection

sous-cutanée d'oxygène ? *A priori* il est facile de comprendre que l'efficacité de ce procédé thérapeutique dépendra de l'absorption plus ou moins rapide de l'oxygène par le tissu cellulaire.

La rapidité d'absorption est fonction évidemment :

a) De la surface de contact des tissus avec l'oxygène ;

b) De l'activité circulatoire de ces tissus ;

c) De la pression à laquelle se trouve le gaz injecté.

Il faut donc trouver une région assez vasculaire où le gaz puisse s'étaler en large nappe et qui soit recouverte de tissus cutanés à élasticité suffisante.

Le Dr Ramond nous a dit préférer la région interscapulaire qui a l'avantage d'être comprimée dans le décubitus dorsal. Mais, comme M. Pouy le fait justement remarquer, la persistance parfois très longue des bulles d'emphysème sous-cutané gêne ensuite l'auscultation. Cette région sera donc plutôt indiquée dans les cas où la dyspnée ou l'asphyxie ne relèvent pas d'accidents pulmonaires.

Nous avons eu deux fois, à la suite d'injections pratiquées sur le thorax, une légère augmentation de la dyspnée avec sensation pénible de compression du cou ressentie par le malade; nous verrons plus loin quelle explication nous semble plausible pour interpréter ce phénomène.

Aussi, préférons-nous faire l'injection *sous la peau de l'abdomen* ou mieux à la *face externe de la cuisse.*

A l'abdomen, l'injection est facile, mais chez

l'homme, le gaz diffuse souvent vers les bourses ou la verge qu'il distend ; incident plus désagréable que redoutable ; parfois aussi l'oxygène s'insinue jusque vers le thorax et peut ensuite produire les crépitations gazeuses gênantes pour l'auscultation dont nous parlons plus haut.

Quel que soit le lieu d'élection, il faut, pendant l'injection, favoriser la diffusion du gaz et par conséquent son absorption par des massages légers de la peau que l'on voit se soulever et qui doivent être pratiqués avec douceur pour ne point être douloureux.

Quelle dose peut-on injecter ?

Trois cents à 5oo centimètres cubes nous paraissent constituer un minimum et 3 à 4 litres un maximum pour une dose.

Mais ces doses peuvent être répétées plusieurs fois dans la journée et plusieurs jours de suite. M. Ramond nous a dit avoir injecté jusqu'à 12 litres dans une journée. Le Dr Rapin a, dans l'observation publiée plus loin, pratiqué l'injection lente mais continue pendant vingt-quatre heures. Il ne dit pas, il est vrai, quelle dose il injecta pendant ce temps.

En tous les cas, l'oxygène peut être manié *larga-manu*. Jamais l'on n'a observé d'accidents dus à des doses trop fortes, si l'on a soin de prendre les précautions sur lesquelles nous insisterons au chapitre suivant.

Nous avons injecté à des cobayes des doses relativement considérables qui correspondraient chez l'homme à 13 litres et plus injectés en une fois. Jamais les animaux ainsi traités n'ont présenté de troubles notables et ils ont continué à progresser comme ceux qui n'avaient rien reçu.

En résumé, nous pensons que ce qui règle la dose à injeeter, c'est le besoin de l'organisme en oxygène, la consommation se faisant d'autant plus vite que celui-ci est plus grand et aussi la capaciié de distension du tissu cellulaire sous-cutané qu'on ne peut évidemment pas pousser au delà de certaines limites.

Quelle que soit la dose injectée, on pourra en faciliter la résorption par un léger massage, une compression prudente ou l'application de linges ou de cataplasmes chauds. On peut sans inconvénient répéter ainsi une injection dans la même région ; mais il est mieux de changer de temps en temps le lieu de l'injection.

L'injection terminée, on obturera la piqûre par un peu de coton et de collodion pour empêcher l'infection et surtout pour s'opposer au reflux à l'extérienr du gaz injecté.

La durée de l'injeclion pratiquée, par exemple, avec une poire de thermocautère esl de cinq à vingt minutes selon la dose injectée. Elle est moins rapide par les autres procédés ; mais pour une dose de 3 à 4 litres, elle ne dépasse que très exceptionnellement une demi-heure.

CHAPITRE III

Dɪꜰꜰɪᴄᴜʟᴛᴇ́ꜱ. — Aᴄᴄɪᴅᴇɴᴛꜱ. — Cᴏɴᴛʀᴇ-ɪɴᴅɪᴄᴀᴛɪᴏɴꜱ

Il est très rare que l'injection, pratiquée avec précaution et attention, soit difficile à réaliser. Cependant il arrive parfois que le gaz ne vienne pas distendre le tissu cellulaire ou que l'injection s'arrête de progresser ; si l'on est sûr de la solidité des ajustages, de la perméabilité des tuyaux d'amenée et de l'aiguille, c'est au niveau de la piqûre que se trouve l'obstacle. La piqûre peut-être faite *trop profondément* dans les masses musculaires ou au contraire *trop superficiellement* ; l'orifice de l'aiguille est alors obturé par le tissu serré du derme ou bien le gaz reflue entre l'orifice fait à la peau et la tige de l'aiguille.

Aussi faut-il s'assurer que l'on est bien dans le tissu cellulaire en remuant l'aiguille sous la peau et l'enfoncer complètement ; nous avons déjà dit d'ailleurs qu'une *aiguille un peu longue* était nécessaire.

D'autrefois lorsque le tissu cellulaire est chargé de *graisse* ou infiltré *d'œdème* l'injection a beaucoup de peine à progresser. Il faut dans ces cas ou choisir une région à panicule adipeux peu épais, le moins possible œdématiée, ou augmenter la pression de l'injection et s'armer de patience ; la durée de l'opération sera alors plus longue.

Les *accidents* à redouter au cours d'une injection hypodermique d'oxygène sont des plusre streints en nombre et en gravité. Un seul mérite d'être évité avec soin. C'est *l'introduction d'oxygène dans un vaisseau*, dans une veine en particulier. Il faut dire cependant que certains auteurs l'ont systématiquement pratiquée dans quelques cas d'asphyxie grave. Gærtner et après lui Stuertz ont expérimenté chez le chien les injections intraveineuses d'oxygène et ont constaté qu'elles n'étaient point nocives si l'on avait soin de régler convenablement la vitesse d'injection ; le sang utilisant l'oxygène avant qu'il n'arrive en bulles gazeuses au cœur et au poumon. Mariani (1902) Neudorfer (1905), les ont utilisées chez l'homme et avec succès dans deux cas d'asphyxie suraiguë. Mais il reste vrai, et l'expérimentation chez l'animal me l'a démontré, que l'introduction d'oxygène dans le torrent circulatoire, peut amener une mort rapide au milieu de phénomènes convulsifs. Elle n'est possible qu'avec un débit très lent de l'oxygène, qui permette son utilisation et sa fixation sur l'hémoglobine avant l'arrivée au cœur et au poumon des bulles gazeuses. Or il est d'abord très difficile de régler un débit d'oxygène régulier et de lui faire suivre les variations que subiraient au cours même de l'injection les besoins du sang vis-à-vis de ce gaz, besoins

qu'il n'est pas de pratique courante de pouvoir calculer dans les divers états dyspnéïques. Nous con-
clurons qu'il est indispensable d'éviter de pénétrer
dans un vaisseau en faisant la piqûre. Pour ce faire
le plus simple est de *pratiquer une aspiration* avec
une seringue de Pravaz à travers l'aiguille avant de
lui ajuster le tuyau d'amenée d'oxygène ; s'il ne vient
pas de sang dans le corps de pompe on peut alors
pratiquer sans crainte l'injection. Ce procédé nous
semble plus pratique que celui indiqué par certains,
qui consiste à faire une injection de quelques centimètres cubes de sérum pour voir s'il distend le tissu
cellulaire en soulevant la peau ; auquel cas on pourrait affirmer que l'aiguille n'est point dans un vaisseau ; fait d'ailleurs qu'il ne nous est jamais arrivé de
constater et qui doit ne se produire que très exceptionnellement.

Nous avons été à même au cours d'injections pratiquées sur des malades dyspnéïques de constater un
autre accident, peu grave il est vrai, mais dont la
conséquence immédiate a été d'aggraver la dyspnée
contre laquelle on se proposait précisément de lutter.
Au cours d'injections pratiquées sur le thorax, les
malades ont accusé une sensation de striction à la
base du cou, avec parfois dysphagie et en tous les
cas angoisse et augmentation de la gêne respiratoire.

Il nous a été facile de nous rendre compte que ces
phénomènes étaient dus à la *diffusion de l'oxygène
jusque dans le tissu cellulaire du cou.* Or, l'on sait

qu'à ce niveau le tissu cellulaire superficiel communique avec les espaces cellulaires profonds et que les gaz qui y sont épanchés peuvent gagner le *médiastin*. C'est ce qui a dû arriver chez deux de nos malades qui présentèrent de la gêne respiratoire aussitôt après l'injection. En palpant le creux sus-claviculaire on sentait d'ailleurs fort bien la crépitation gazeuse qui témoignait de la présence du gaz oxygène à ce niveau. Aussi nous croyons que la région thoracique doit être réservée aux injections de quantités légères d'oxygène : dans le cas contraire, il faut avec soin en surveiller la diffusion et s'arrêter dès que l'on sent de la crépitation gazeuse vers la région inférieure du cou ; encore, devons-nous reconnaître, que le gaz continue à se diffuser après la fin de l'injection.

Nous ne voyons pas de *contre-indications* absolues à la méthode. Cependant il est facile de comprendre qu'il est certaines dyspnées pour lesquelles il faudra savoir s'en abstenir, Ce sont celles qui sont sous la dépendance de l'emphysème sous-cutané et médiostinal de cause généralement traumatique. Faire une injection d'oxygène dans ce cas serait augmenter la quantité de gaz épanché et augmenter mécaniquement les phénomènes dyspnéïques avant que l'oxygène puisse être utilisé et absorbé en quantité suffisante pour amener quelque amélioration.

CHAPITRE IV

Effets locaux et généraux de l'injection

L'injection d'oxygène dans le tissu cellulaire sous-cutané produit immédiatement des effets locaux faciles à constater ; elle est suivie à plus ou moins brève échéance, selon les cas, de phénomènes variés du côté de la respiration, du pouls, de la température, etc., véritables effets de diffusion ; ceux-là même qui constituent les avantages de la méthode.

LOCALEMEMT.— La peau est dès le début de l'injection soulevée par la boule gazeuse qui se forme et dont la présence indique que l'opération se fait normalement. Selon l'adhérence plus ou moins grande de la peau aux tissus sous-jacents, il se forme *une tuméfaction* diffuse-ovoïde, soulevant toute la zone cutanée sus-jacente en une saillie régulière, ou, au contraire, l'on voit se dessiner au fur et à mesure de l'injection un soulèvement cutané qui s'avance en prolongements rameux sous forme de petites poches de dimensions relativement restreintes que circonscrivent les brides serrées du tissu cellulaire.

A. Béraud   3

Cette tuméfaction est *sonore* : il suffit de percuter sa surface en tapotant en quelque sorte, doucement avec la pulpe du doigt pour produire un son tympanique très caractéristique. On peut en diminuer la saillie en en augmentant la surface par un léger massage.

Cette poche gazeuse *diminue peu à peu de volume* à mesure que se fait sans doute la résorption. Celle-ci est plus ou moins rapide selon les besoins de l'organisme en oxygène. Si celui-ci est très prononcé comme certains états asphyxiques aigus, la poche gazeuse s'affaisse très rapidement et on a parfois de la peine à retrouver quelques heures après la fine crépitation gazeuse qui subsiste très longtemps jusqu'à dix et quinze jours et même plus parfois, dans les cas où l'asphyxie est peu marquée. Cette *crépitation* est la même exactement que celle de l'emphysème sous-cutané classique.

C'est elle aussi qui produit à l'oreille des râles secs, éclatants qui peuvent sur le thorax gêner l'auscultation.

Etant donné la longue persistance de ces bulles gazeuses sous-cutanées, il n'est pas irrationnel d'admettre, et l'expérimentation qui décèle de l'azote et de l'acide carbonique un certain temps après l'injection permet de considérer cette supposition comme vraisemblable, d'admettre, dis-je, quelles sont constituées par l'un de ces deux gaz ou peut-être par un mélange des deux. Nous n'avons pu, étant donné leur petit volume, en retirer les gaz par ponction pour en faire l'analyse. Nous verrons en détail la nature et la qualité des échanges gazeux qui se font au niveau de la poche d'oxygène sous-cutanée au chapitre des faits expérimentaux.

Pendant l'injection, la *coloration des téguments* sus-jacents à la poche d'emphysème est parfois modifiée. On voit très nettement la peau rougir légèrement et des veinosités, non pas bleuâtres, mais vineuses se dessiner sur le fond rosé des téguments.

Une *légère élévation de la température locale* se produit également au niveau des téguments ou siège la piqûre. Ces phénomènes témoignent sans doute des échanges gazeux qui s'opèrent au niveau de la poche d'oxygène, et qui consistent essentiellement en absorption d'oxygène et production d'acide carbonique et peut-être d'azote.

Il arrive assez fréquemment que la région de l'injection soit *douloureuse* à la pression et que cette douleur provoquée persiste plusieurs jours ; ce phénomène nous a paru surtout marqué lorsque l'on pratique l'injection au niveau de l'abdomen ; parfois mais beaucoup plus rarement il y a douleur spontanée, d'ailleurs légère, lorsque le malade contracte des muscles de la région intéressée.

En aucun cas, ces phénomènes douloureux n'ont présenté des caractères d'intensité et de durée tels que le malade s'en plaigne suffisamment pour nécessiter un traitement quelconque et faire hésiter à renouveler la médication.

Bien mieux, lorsque la région choisie pour l'injection était le siège de *phénomènes douloureux antérieurs* (point de côté thoracique ou abdominal par exemple) ceux-ci *s'atténuent* ou même disparaissent à peu près complètement sous l'influence de l'injection hypodermique d'oxygène.

Il y a déjà d'ailleurs un certain temps que ce procédé thérapeutique a été employé dans les névralgies.

Aussi les injections d'oxygène atténuent-elles le point de côté thoracique de la pneumonie. Peut-être même est-ce à sa disparition, qu'il faut rapporter la diminution de la dyspnée constatée dans cette affection et la sensation de bien-être accusée par le malade (Sacquépée-Maisonnet).

Plus intéressants à étudier sont LES EFFETS DE GÉNÉRALISATION qui succèdent à l'injection d'oxygène dans le tissu cellulaire sous-cutané. Ce sont eux qui témoignent de l'efficacité de la méthode et en précisent les indications.

Les plus caractéristiques, sont ceux qui se manifestent du côté de l'appareil respiratoire et du système cardio-vasculaire.

Dans un laps de temps variable selon les cas, on constate :

1° Un ralentissement très net et une amplitude plus grande des mouvements respiratoires ;

2° Une diminution très sensible du nombre et une

augmentation de l'énergie des pulsations cardiaques.

La valeur et la durée de ces phénomènes sont d'ailleurs variables selon les cas : *le ralentissement du rythme respiratoire* est surtout manifesté dans les cas de dyspnée avec amélioration marquée de la respiration. Dans ce cas, les réductions du tiers ou du quart ne sont pas rares. Dans les observations que nous rapportons, on voit que le nombre des inspirations et des expirations comptées pendant une minute tombe de 38 à 24, de 40 à 30, de 38 à 25.

Les réductions de 1/5 sont habituelles.

Dans les cas où la respiration affecte le caractère dyspnéique plutôt par difficulté de l'inspiration ou de l'expiration que par l'accélération du rythme respiratoire, le ralentissement de celui-ci est nul ou à peu près (asthme).

Nous avons aussi constaté chez l'animal soumis à l'intoxication par l'oxyde de carbone, une accélération de la respiration lorsqu'une injection d'oxygène avait été préalablement effectuée ; accélération manifeste par comparaison avec les animaux témoins et qui apparaissait avant la période agonique.

Nous ne parlons évidemment pas des cas où, l'animal ayant cessé de respirer par suite des progrès de l'asphyxie, l'injection hypodermique d'oxygène a fait renaître les mouvements respiratoires.

Mais dans la très grande majorité des cas (dyspnée des tuberculeux, des pneumonies, des congestions, des broncho-pneumonies), l'injection amène un ralentissement du rythme respiratoire d'autant plus marqué que la dyspnée était plus intense. Il est alors exceptionnel que le rythme respiratoire ne soit influencé par la médication et même dans ce cas le malade ressent, comme nous le verrons plus loin, un soulagement appréciable.

La diminution du nombre des pulsations cardiaques est un phénomène tout aussi constant, je dirai même presque plus frappant dans sa netteté que le précédent. Le pouls tombe ainsi de 160 à 132 pulsations par minute, de 90 à 64, de 126 à 110, de 92 à 78, de 100 à 92, de 56 à 45, de 120 à 112. Il est aussi *plus régulièrement frappé* et le Dr Sacquépée a noté une élévation légère de la tension sanguine.

Le ralentissement du pouls et de la respiration sont deux *phénomènes connexes* qui presque toujours marchent de pair. Parfois cependant, le pouls est seul impressionné par l'injection; beaucoup plus rarement il garde sa rapidité première, tandis que la respiration se calme. Il est difficile de dire à quel moment ces deux phénomènes passent par leur maximum et quelle en est exactement la durée. Dans nos observations personnelles, nous avons presque toujours constaté un effet à peu près immédiat atteignant son maximum le plus souvent un quart d'heure, une demi-heure ou une heure après l'injection d'oxygène. Par contre, dans bon nombre d'observations citées plus loin (Dr Maisonnet), c'est au bout de trois à cinq heures que l'amélioration est la plus sensible. La durée de cette accalmie, quand elle ne coïncide pas avec l'amélioration définitive des symptômes pathologiques, ne dépasse guère dix à douze heures; elle uous a paru le plus souvent se limiter aux trois ou cinq heures consécutives à l'injection.

La durée plus longue de l'accalmie est peut-être, dans certains cas, due à la réduction que subissent habituellement les phénomènes pathologiques pendant les dernières heures de la nuit, au cours desquelles l'amélioration a été notée, plutôt qu'à l'action prolongée de l'injection d'oxygène.

Chez un même malade ces effets respiratoires et cardio-vasculaires peuvent être observés aussi souvent que l'injection est renouvelée et celle-ci ne semble pas épuiser son efficacité avec les premières doses.

3° La *température* dans certaines observations a présenté le soir de l'injection un *abaissement* notable. C'est ainsi que dans une observation du Dr Maisonnet elle est tombée de 39 et 40 degrés à 37°5. Nous avons nous-même constaté un abaissement de plusieurs dixièmes ou même de plusieurs degrés, d'autant plus évident qu'il survenait le soir. Mais il faut reconnaître que ce phénomène est inconstant et que parfois il relève de la crise — habituelle dans certaines affections (pneumonies). — dont l'injection d'oxygène peut d'ailleurs hâter l'apparition ou abréger l'évolution.

4° Le Dr Domine (de Valence) a signalé après l'injection une *hématose rapide des muqueuses* des yeux, des lèvres et du vagin ; la cyanose asphyxique disparaît fréquemment après le traitement en question.

5° Les *urines* (Domine) présenteraient certaines modifications ; c'est ainsi que l'on pourrait constater de la *polyurie*, de *l'augmentation de l'urée* excrétée, une plus grande valeur du coefficient azoturique et une *diminution du pouvoir toxique* des urines. Nous n'avons point retrouvé ces faits signalés dans les observations que nous rapportons. Nous n'avons pas cherché nous-même à les vérifier ; nous étant volontairement limité à l'étude de l'influence de l'injection sur les phénomènes dyspnéïques.

6° Par contre la plupart des observations relatent la *sensation subjective de bien-être* accusée par les malades au moment même de l'injection et pendant les heures qui suivent.

Il semble comme dit l'un deux « qu'on lui rafraîchisse l'intérieur ». Dans certaines pneumonies ou congestions avec point de côté marqué, la disparition de celui-ci, amène un soulagement presque immédiat. Le plus souvent ces heureux effets de sédation sont corrélatifs de l'accalmie constatée du côté du pouls et de la respiration. Mais ce ne sont point là deux ordres de faits toujours liés l'un à l'autre. Nous avons vu, en effet, les injections hypodermiques d'oxygène amener une notable réduction du nombre des mouvements respiratoires et des pulsations cardiaques sans que le malade en accuse grand soulagement ; *vice versa* la sensation pénible de la dyspnée a très nettement disparu dans quelques cas, alors que le pouls et la respiration n'étaient que peu ou pas influencés et cela en dehors de tout phénomène douloureux névralgique antérieur.

Souvent l'accalmie des sensations subjectives si pénibles de la dyspnée est suffisamment prononcée pour permettre au malade de bénéficier d'un *sommeil* calme et réparateur. Les cas sont nombreux en effet où le malade s'endort aussitôt ou peu après l'injection.

7° Signalons aussi que l'expectoration a paru parfois plus facile et plus abondante après l'injection d'oxygène.

Peut-être d'ailleurs n'y a-t-il là qu'une coïncidence, ou bien il n'est pas irrationnel de penser que le malade a plus d'énergie pour expectorer.

8° Lorsque le malade est dans le *coma* (urémique, diabétique, agonique) l'injection d'oxygène amène parfois une reprise de connaissance qui témoigne des effets puissants de diffusion de cette médication. Nous avons vu ainsi un tuberculeux absolument agonique recouvrer la sensibilité et la motilité et survivre vingt-quatre heures encore. Dans une observation relatée plus loin, (observation I) la malade est sortie d'un coma urémique caractéristique sous l'influence de l'injection.

CHAPITRE V

INDICATIONS

Les injections sous-cutanées d'oxygène ont été employées dans des affections multiples et variées. Cordier les préconise, à juste titre d'ailleurs, pour obtenir la diminution ou la disparition des phénomènes douloureux de certaines névralgies ; des sciatiques en particulier. Domine (de Valence) en vante les résultats dans les infections coli-bacillaires, dans la fièvre typhoïde (cessation des vomissements, diminution ou disparition de la fièvre, augmentation des urines, régularisation du pouls), dans les méningites (cessation des phénomènes d'excitation), dans l'anémie, dans l'éclampsie. Les maladies de la nutrition qui relèvent d'un ralentissement des oxydations, pourraient bénéficier de leur emploi. On a aussi injecté de l'oxygène autour ou à l'intérieur de foyers de suppuration sans tendance résolutrice ou menaçant de diffuser.

Nous ne discuterons point ici ces assertions dont un bon nombre paraissent fondées. Nous avons voulu volontairement nous limiter à l'étude de l'action des injections hypodermiques d'oxygène dans les états asphyxiques et les dyspnées qui les accompagnent.

Il est d'ailleurs, même dans ce domaine restreint, difficile de se prononcer catégoriquement en faveur d'un procédé thérapeutique aussi récent et qui n'a à son actif qu'un nombre limité d'observations. Celles-ci sont cependant suffisamment instructives pour, qu'aidés des commentaires des auteurs qui se sont sérieusement occupés de la méthode, comme les Dr Saquépée-Maisonnet et surtout le Dr Ramond, nous puissions d'ores et déjà préciser quelques indications des injections sous-cutanées d'oxygène.

Tout d'abord, une première distinction s'impose au point de vue clinique et thérapeutique dans le groupe des asphyxies.

Sans doute, le mécanisme de celles-ci se ramène toujours en définitive à une insuffisance de l'hématose par obstacle apporté aux échanges gazeux qui lui assurent la valeur qualitative et quantitative nécessaire au maintien de la vie.

Mais il n'en est pas moins vrai qu'une différence facilement appréciable existe entre l'asphyxie d'un étranglé ou d'un porteur de sténose laryngée et celle d'un pneumonique ou d'un diabétique atteint de congestion pulmonaire.

Dans le premier cas, l'asphyxie survient chez un sujet sain par ailleurs, elle n'est sous la dépendance d'aucun élément toxique ou infectieux, elle n'obéit qu'à des lois physiques et la mort est ici la conséquence de la seule insuffisance de l'hématose. Dans le second cas, les phénomènes asphyxiques, le sens de leur évolution, et leur terminaison dépendent de causes multiples et complexes. Car il y a bien aussi perturbation ou arrêt des échanges respiratoires, mais ceux-ci sont sous la dépendance de facteurs toxiques ou infectieux, qui impressionnent et affaiblissent l'organisme ou provoquent des lésions pulmonaires, laryngées ou bronchiques capables de rétrocéder sous l'influence d'une thérapeutique en quelque sorte indirecte et ne s'adressant pas seulement au syptôme asphyxie.

Dans un cas, *l'asphyxie constitue toute la maladie ;* elle ne cessera que si l'obstacle apporté mécaniquement à l'hématose peut être levé en temps opportun. Dans l'autre, *l'asphyxie est un symptôme, secondaire à l'affection causale,* qui peut tuer le malade, c'est entendu, mais qui pourra aussi rétrocéder sous la seule influence de la diminution des facteurs toxiques ou infectieux dont elle dépend.

Quelle sera l'action des injections d'oxygène dans ces deux ordres de faits ?

La méthode d'observation serait ici la meilleure pour résoudre un tel problème et les statistiques auraient évidemment plus de valeur que les raisonnements *a priori.*

Mais nous n'avons malheureusement pas trouvé d'observations publiées et n'avons pas eu le loisir d'essayer les injections dans les cas d'*asphyxie purement mécanique.*

Néanmoins il est permis de supposer que leur *efficacité* dans ce cas là serait *des plus restreinte*.

Nous verrons plus loin, à propos de nos expériences sur l'animal, que la survie est très courte des animaux injectés sur les animaux témoins lorsqu'on les fait respirer à travers un tube étroit ou qu'on les enferme en milieu confiné. Cela d'ailleurs pouvait être presque affirmé *a priori :* la quantité d'oxygène injecté même en admettant qu'elle soit totalement et rapidement utilisée, représentant au maximum ce qu'un homme consomme en un quart d'heure par la voie pulmonaire.

Cependant il sera intéressant dans les cas d'*asphyxie par obstacle ou compression laryngés, bronchiques ou pulmonaires*, tels par exemple qu'elle résulte de la présence d'un corps étranger dans le larynx, d'un œdème de la glotte, d'une compression bronchique ou trachiale, d'une apoplexie pulmonaire grave, ou d'un épanchement pleural gazeux ou liquide, abondant, il sera intéressant en plus de la médication ordinaire d'ailleurs, bien limitée, de faire une injection sous-cutanée d'oxygène en attendant une intervention plus énergique qu'il ne faudra pas bien entendu pour cela différer.

A ce groupe nous croyons pouvoir rattacher les *dyspnées* qui sont *sous la dépendance d'une excitation réflexe* telles que celles de l'asthme ou des dyspnées asthmatiformes de certaines aortites.

Ici le système nerveux intervient par l'intermédiaire d'un élément spasmodique ; il se peut dès lors que l'injection d'oxygène, par un mécanisme réflexe encore ignoré, puisse avoir une action salutaire. Deux de nos observations personnelles sont à ce point de vue encourageantes.

Chez un asthmatique (observation II) l'accalmie fut légère mais appréciable; elle fut beaucoup plus nette chez un aortique porteur, il est vrai, d'une insuffisance mitrale et présentant des foyers de congestion pulmonaire avec expectoration purulente et sanguinolente ce qui par certains côtés le fait rentrer dans la catégorie des dyspnées d'origine infectieuse (observation IV).

Plusieurs des observations citées plus loin ont trait à des accidents survenant chez des urémiques ou des diabétiques. Ici *l'élément toxique* a une large part dans la production et en tous les cas dans l'aggravation des symptômes asphyxiques.

Sans vouloir donner l'explication de ce phénomène, ce qui supposerait une connaissance approfondie de l'action de l'oxygène sur le métabolisme des humeurs, on peut affirmer que dans ces cas l'amélioration a été toujours sensible et souvent définitive. Aussi les *dyspnées urémiques*, avec ou sans bronchite ou congestion, avec ou sans œdème pulmonaire; les *complications pulmonaires des diabétiques*, chez qui les congestions revêtent si rapidement une allure grave, constituent-elles des indications très nettes des injections hypodermiques d'oxygène. Celles-ci amènent d'ailleurs parfois la *cessation du coma* diabétique et urémique.

S'il faut en croire le D' Ramond, qui, le premier, préconisa le procédé thérapeutique dans les asphyxies, l'on tirerait de bons effets de son emploi, non seulement dans les états asphyxiques relevant d'une intoxication endogène, mais aussi dans ceux qui dépendent d'une *intoxication exogène* (acide carbonique, chloroforme, éther, oxyde de carbone).

Nous ne possédons pas d'observations concernant cet ordre de faits ; mais nos expériences personnelles portant sur des animaux intoxiqués par l'oxyde de carbone et qui seront relatées plus loin, semblent indiquer que la méthode est susceptible de donner de bons résultats. Mais ceux-ci ne sont pas assez évidents pour qu'on puisse conclure dans ces cas d'une façon ferme à l'efficacité indiscutable des injections sous-cutanées d'oxygène.

Beaucoup plus nets sont les résultats obtenus dans *les asphyxies évoluant au cours d'une infection bronchique ou pulmonaire.* Dans ces cas l'élément infectieux agit par ses toxines et par les lésions qu'il détermine au niveau des bronches et du parenchyme pulmonaire; ces lésions et l'intoxication de l'organisme déterminent ensuite l'asphyxie.

Si l'infection diminue ou disparaît, les symptômes asphyxiques diminueront ou cesseront. On peut concevoir que les bons effets constatés dépendent ici d'une action anti-toxique et anti-infectieuse de l'oxygène introduit dans l'organisme.

Dans les bronchites aiguës des emphysémateux, dans les poussées congestives des cardiaques et des

gibbeux, dans les broncho-pneumonies aiguës, dans
la pneumonie franche et les congestions des opérés,
l'injection hypodermique d'oxygène fait souvent
merveille. C'est surtout au moment de *la crise* que
l'on pourra y recourir avec le maximum de bénéfices.
Il est certain qu'à ce moment critique, le malade ne
peut que retirer le plus grand profit de la sédation
marquée que détermine l'injection d'oxygène. La
disparition du point de côté a sa part dans la disparition de la dyspnée et en tous les cas elle permet au
malade de reposer. Le pouls redevient énergique et
ses pulsations sont moins nombreuses. L'injection
d'oxygène *précipite la crise* qui se déroule en six à
douze heures ; sans accélération et sans faiblesse du
pouls, sans les tendances syncopales si fréquentes
d'ordinaire à ce moment-là et sans symptômes inquiétants d'aucune sorte. Elle amène de la polyurie et
parfois une chute manifeste de la température.

Dans *la tuberculose pulmonaire cavitaire, avec
dyspnée*, il n'y a guère qu'une *accalmie passagère* à
escompter ; peut-être peut-on prolonger de quelques
heures l'agonie : mais il est facile de comprendre
que dans ces cas là, la dyspnée n'arrive qu'à la fin
d'une maladie qui a déjà cachectisé le malade et
produit des lésions irréparables.

La dyspnée des *granulies* est parfois favorablement
influencée ; sans pour cela que l'évolution fatale soit
entravée.

L'observation XIII signale les bons effets obtenus
par les injections d'oxygène au cours d'une poussée

aiguë de bacillose pulmonaire revenue ensuite à son
évolution chronique.

Dans les pleurésies purulentes les résultats sont
peu évidents. Le Dr Maisonnet cite deux observations (XVI et XVII) suivies de guérison où il y eut
vraiment de l'amélioration de la dyspnée après
l'injection, mais sans que la courbe thermique et le
pouls aient été influencés. Nous-même avons pratiqué des injections d'oxygène chez une petite fille
qui, à la suite d'une otite très grave, avait fait des
complications du côté du sinus latéral avec pyohémie
et pyopneumothorax consécutifs. La première injection amena une accalmie très nette de la dyspnée et
un ralentissement du pouls qui respectivement tom-
bèrent de 54 à 40 et de 160 à 138 ; mais la température élevée et oscillant autour de 39 et 40 degrés
ne fut pas influencée ; trois injections répétées les
jours suivants ne reproduisirent pas l'amélioration
constatée pour la dyspnée et la tachycardie lors de la
première injection et la petite malade mourut huit
jours après celle-ci.

Que **conclure** de tous ces faits ?

Avec le Dr Ramond nous pensons que les asphyxies
ou l'élément toxique et infectieux s'ajoute à l'élément
mécanique, asphyxies graves qui surviennent au
cours des infections par bronchite simple chez un
emphysémateux et un cardiaque, par bronchite
capillaire, par broncho-pneumonie lobulaire ou
lobaire, par pneumonie massive, constituent les indications les plus nettes de la méthode. Il s'agit ici de

donner au malade suffisamment d'oxygène pour qu'il puisse *attendre et supporter la crise* qui le débarrassera des exsudats dont sont encombrées les bronches et les alvéoles. L'oxygène ici stimule l'organisme, oxyde les toxines, et favorise la diurèse.

On se trouvera également très bien de l'emploi des injections hypodermiques d'oxygène dans les asphyxies toxiques d'origine endogène (urémie, diabète) ou d'origine exogène (acide carbonique, éther, chloroforme, gaz délétres, oxyde de carbone).

Quand on aura affaire à une asphyxie purement mécanique, l'injection ne sera qu'un expédient précaire ; c'est tout au plus si elle permettra d'attendre l'opération libératrice et encore celle-ci devra-t-elle être rapidement exécutée.

Bien entendu la méthode des injections sous-cutanées d'oxygène ne s'oppose à aucune autre médication et n'a pas la prétention de suppléer complètement à celles ordinairement utilisées. Elle ne prétend pas, en particulier, supplanter les inhalations d'oxygène quelque soit d'ailleurs la valeur réelle de leur efficacité que nous n'avons pas à discuter ici. D'ailleurs l'injection semble agir par d'autres mécanismes que l'inhalation et en tous les cas elle pourra être faite facilement en plus de celle-ci. Comme elle ne nécessite qu'une quantité très minime d'oxygène pour des effets au moins aussi prononcés que ceux des inhalations, qui, elles, consomment beaucoup de ce gaz, l'injection nous semble devoir être préférée *dans les cas où l'on n'a à sa disposition que très peu d'oxygène.*

On pourra d'ailleurs dans tous les cas commencer par utiliser 3 à 4 litres en injections et faire respirer le reste.

Le Dr Ramond donne aussi des injections intrarectales d'oxygène ; l'absorption du gaz serait plus lente mais le rectum les tolérerait fort bien.

Dans tous les cas, l'arsenal thérapeutique auquel on a recours dans les asphyxies envisagées n'est pas déjà si riche qu'il faille négliger un procédé qui, malgré sa haute nouveauté, a donné des preuves de son efficacité et dont l'avenir, avec la multiplicité des observations publiées et des expérimentations effectuées, pourra démontrer la valeur exacte et définitive.

OBSERVATIONS

OBSERVATION I

(Due à l'obligeance du Dr Régnier interne du service
du Dr Merigot de Treigny, hôpital Saint-Joseph.)

Mme M..., âgée de soixante deux ans, profession de con-
cierge, entre le 30 octobre à la salle Sainte-Adeline, dans un
état très voisin du coma, elle est plongée dans un état de
somnolence profonde dont on a peine à la tirer. On apprend
que bien portante jusqu'à l'âge de cinquante-cinq ans elle a
eu, à partir de cet âge, de l'œdème des jambes et de l'albumine
dans ses urines. Malgré un régime sérieux les phénomènes ont
progressé et il y a trois semaines la malade a dû s'aliter.

A l'examen, on remarque un facies pâle et bouffi; un
œdème très marqué des jambes et de l'infiltration des bras.
Il y a un peu d'ascite.

Le cœur est très arythmique, par moments on entend un
bruit de galop. Il y a de l'hypertension (tention maxima : 23,
tension minima : 12).

Les urines, que la malade perd sans en avoir conscience,
sont troubles, riches en sels et contiennent des flots d'albumine; fait intéressant pour nous, la respiration est accélérée,

rapide (pas de Cheyne-Stockes cependant), il y a de la tendance à l'asphyxie.

On donne le jour de son entrée un purgatif drastique (eau-de-vie allemande) et de la théobromine.

On essaye de pratiquer une saignée, deux tentatives échouent; c'est à peine si on obtient quelques centimètres d'un sang noir et épais qui coagule immédiatement.

En désespoir de cause on pratique une injection d'oxygène dans le tissu cellulaire sous-cutané de l'abdomen.

Le lendemain la malade sort de sa torpeur; *la respiration s'est calmée, la tendance aphyxique a disparu.*

Les urines paraissent plus abondantes. On renouvelle l'injection d'oxygène pendant plusieurs jours et avec la théobromine elle constitue la seule médication employée, l'amélioration s'accuse, la malade demande à manger, elle a toujours un peu d'agitation et de délire la nuit.

Dès les premiers jours de novembre on espace les injections d'oxigène; la malade se trouve beaucoup mieux bien que sa tension reste élevée; les urines sont plus abondantes et ne contiennent plus que des traces d'albumine.

En résumé, au cours d'accidents urémiques graves les injections d'oxygène ont amené la cessation des phénomènes asphyxiques, d'ailleurs légers, la disparition progressive et complète d'un état de torpeur qui touchait au coma et en quelques jours la malade a uriné en quantité convenable, et les urines très albumineuses au début, ne contenaient plus quelques jours après le début que des traces d'albumine.

OBSERVATION II (Personnelle)

(Service de M. Leroux.)

Homme de trente-deux ans, chapelier, entre à l'hôpital pour une crise d'yspnéique procédant par accès subintrants depuis quinze jours, empêchant le malade de reposer par ses poussées nocturnes.

Aucune maladie notable auparavant. Le malade prétend n'avoir jamais eu de crises semblables. A l'examen on note une inspiration pénible accompagnée de tirage sous-sternal et épigastrique. Expiration longue, prolongée. Râles ronflants et surtout sibilants, fins, très nombreux et intenses. Expectoration difficile. Facies pâle. Crachats négatifs au point de vue bacillaire ; pas de signes d'adénopathie tra-cho-bronchique. Rien au cœur. Urines normales. En somme crise d'asthme avec poussée de bronchite diffuse.

On donne le traitement classique de l'asthme sans résultats. La piqûre de morphine ne parvient pas à calmer le malade.

Le lendemain de son entrée à l'hôpital le malade est toujours en proie à une dyspnée intense. On fait une injection d'oxygène de 1 litre environ sous la peau de la cuisse. Elle est suivie pendant deux heures d'une *accalmie* notable pendant laquelle le malade somnole tranquillement.

Les jours suivants la dyspnée reprend en intensité ; mais le malade s'oppose à ce qu'on pratique une nouvelle piqûre, car l'oxygène ne s'est pas encore complètement résorbé et il s'inquiète d'une légère douleur de sa cuisse.

Huit jours après il sort à peu près rétabli grâce à de la morphine à hautes doses qui seule peut calmer sa dyspnée.

Il revient deux jours après repris des mêmes symptômes d'angoisse et d'étouffements. Même expiration prolongée, sifflante avec râles fins disséminés. Cette fois le malade consent, à ce qu'on lui fasse une nouvelle injection d'oxygène. On lui injecte 2 litres dans la région dorsale au niveau du thorax. L'injection est immédiatement suivie d'une sensation pénible de striction à la base du cou (voir l'explication de ce phénomène au chapitre des accidents). Mais elle ne tarde pas à se dissiper et le malade ressent les bons effets de l'injection. Sa *dyspnée se calme*, la respiration est plus aisée et le malade reconnaît lui-même qu'il est beaucoup mieux qu'auparavant.

Mais l'accalmie cesse au bout de quelques heures. On a recours alors à de la caféine avec benzoate de soude ; l'expectoration devient plus facile et le malade sort trois jours après très amélioré.

L'injection d'oxygène a donc produit dans une crise prolongée de subintrante de dyspnée asthmatique deux rémissions très appréciables, mais peu prolongées.

OBSERVATION III

(Dr Pouy., *in. Bullet. de la Société médic.*
militaire française, 6 mai 1911.)

Homme de soixante-dix-neuf ans. Depuis de nombreuses années atteint de cardiopathie artérielle, avec troubles asystoliques, bradycardies est tendances syncopales.

3o octobre 1910. — Dans la matinée, phénomènes douloureux d'oppression avec apnée angoissante et état synco-
pale grave. Des injections d'éther, de caféine, l'application
de nombreuses ventouses, des inhalations d'oxygène
amènent dans la soirée un calme relatif. Mais les symptômes
réapparaissent les jours suivants avec une intensité à peu
près égale.

2 novembe. — Frissons violents, température élevée et
délire. L'auscultation révèle un souffle tubaire avec râles
sous-crépitants dans les deux tiers inférieurs des deux poumons, matité absoloe. crachats purulents et sanglants.

Ventouses scarifiées, inhalations d'oxygène (120 litres
par jour) lait et boissons alcoolisées, champagne.

13 novembre. — Même état avec œdème intéressant les
membres inférieurs et remontant jusqu'au niveau de la
région ombilicale. Faibles traces d'albumine dans les urines.
Même traitement, cinq injections de micolysine restant sans
résultat.

14 novembre. — A 3 heures: pouls filiforme, dépres-
sible, intermittent (absence de pulsations pendant la durée
de six à dix secondes). Dyspnée profonde (respiration de
Cheyne-Stokes), expectoration suspendue, refroidissement
des extrémités, pâleur livide de la face, perte absolue de connaissance, les révulsifs paraissent sans effets. L'état est jugé
désespéré.

Une injection sous-cutanée d'oxygène est alors décidée et
effectuée séance tenante à la face externe de la cuisse, d'un
volume égal à celui de deux poings d'adulte.

Effets presque immédiats; *le pouls réapparaît* avec
quelques irrégularités d'abord, mais très perceptible et

suffisamment frappé. *La respiration est plus libre*, l'expectoration devient abondante, à la pâleur succède une coloration rouge de la face. *Trois heures après le malade avait repris ses sens* et s'entretenait avec son entourage et voulait jouer son bridge.

L'amélioration se maintient quelques jours, malgré la persistance des symptômes pulmonaires et cardiaques.

A partir du 20 novembre ; la pneumonie s'installe sous la forme chronique que l'on observe assez fréquemment chez les vieillards, sans température et sans autres manifestations qu'une oppression parfois douloureuse et une asthémie cardiaque prononcée.

Une alerte aussi vive que celle du 14 novembre se reproduit dans la journée du 5 janvier. Elle est suivie d'une nouvelle injection sous-cutanée d'oxygène qui amène encore cette fois une certaine détente. *Le bien-être dure jusqu'au lendemain 6 janvier*. Mais à partir de ce jour, les symptômes de dyspnée vont en s'aggravant. Le pouls est à peine perceptible, l'anasarque généralisé. Mort dans l'asphyxie le 16 janvier 1911. Soixante-quinze jours après le début et deux mois après l'application de la première injection d'oxygène.

Dans ce cas de poussée congestive très grave chez un malade atteint de cardiopathie artérielle, les injections d'oxygène, ont amené la première fois une résurrection du malade et la seconde fois une amélioration sensible de la dyspnée. Mais les lésions étaient trop prononcées, le malade trop affaibli pour que la guérison définitive puisse survenir.

OBSERVATION IV (Personnelle)

(Service de M. Leroux.)

Malade de cinquante ans. Garçon de recettes. Crises de rhumatismes articulaires il y a vingt-cinq ans, avec complications cardiaques.

Deuxième crise dix ans plus tard. Jusqu'à ces quatre dernières années le malade avait toujours pu se livrer à ses occupations. Il avait simplement un peu de dyspnée d'effort.

Ce n'est que depuis quatre ans qu'il a été obligé à deux ou trois reprises de s'aliter pour des crises d'hyposystolie pour lesquelles il prit de la digitale.

Le malade entre à l'hôpital Saint-Joseph le 26 novembre 1911 fatigué par un voyage de Lyon à Paris. Il venait de se reposer deux mois à la suite d'une forte crise en août.

A son entrée il est dyspnéique, légèrement d'ailleurs; il tousse un peu et présente une expectoration légèrement teintée de sang.

Facies pâle d'aortique avec quelques veinosités sur les pommettes.

Foie un peu gros, douloureux, pas d'œdème, urines rares, un peu d'albumine. Au cœur, double souffle aortique, matité transversale de l'aorte augmentée; souffle d'insuffisance mitrale. Arythmie. Pas d'œdème. Pas de température anormale. L'auscultation du poumon ne donne rien de net. Quelques râles aux bases; pas de foyers évidents et perceptibles d'apoplexie pulmonaire, probables cependant, et en petits foyers alvéolaires ainsi qu'en témoignent les crachats hémoptoïques.

On met le malade aux pilules de scille, scamonnée, digitale, purgatif drastique léger, lait, ventouses scarifiées sur le foie. Malgré ce traitement; la dypsnée augmente, le pouls est moins bien frappé, l'arythmie plus marquée. On se décide le 2 octobre à faire une injection sous-cutanée de 1 litre d'oxygène. Le malade n'accuse pas spontanément un grand soulagement; mais on obtient les chiffres suivants pour le pouls et la respiration. Pouls avant l'injection: 104. *Respiration* : 56. Aussitôt après, pouls : 84, plus régulier, mieux frappé. Respiration : 40. Une demi-heure après, pouls : 100; *respiration* : 40. Deux heures après, pouls : 80; respiration : 52. Quatre heures après, pouls : 82; respiration : 45. Six heures après, pouls : 84; respiration : 50.

Le surlendemain, crises douloureuses rétro-sternale, bruits du cœur un peu sourds au foyer aortique.

Le malade très dyspnéique, asssis sur son lit fait des efforts respiratoires violents. Respiration 40 par minute. Pouls 92, irrégulier, mal frappé. On fait alors une injection d'oxigène de 1.500 centimètres cubes sous la peau de l'abdomen à 8 heures du soir. *Le pouls* se calme, se régularise et est mieux frappé, il *tombe en trente minutes de 92 à 78.*

Mais le nombre des mouvements respiratoires reste par contre de 40. Cependant le *malade se sent très soulagé* et il *peut s'endormir* jusqu'à minuit.

Le lendemain nouvelle crise dyspnéique. Injection de 1 litre d'oxygène à midi. La respiration se calme, de 52 à 46 respirations par minute; le pouls tombe de 85 à 72 et se regularise; mais accalmie assez courte (deux heures).

Trois jours après, nouvelle injection qui calme et régularise le pouls de 96 à 84 pulsations par minute et rend la respiration plus aisée. Sensation de soulagement, mais moins marquée qu'à la deuxième injection.

Les urines restant plus abondantes et l'albumine disparue, on donne de la morphine en piqûres qui rendent les injections d'oxygène inutiles ; le malade est depuis en voie d'amélioration.

Au cours d'une dyspnée intense chez un aortique avec insuffisance mitrale, dyspnée à la fois de cause réflexe et de cause pulmonaire, les injections d'oxygène ont amené tantôt une accalmie très marquée de la dyspnée suivie de sommeil, tantôt un ralentissement et un renforcement du pouls, tantôt une diminution du rythme respiratoire accéléré. Le malade est en voie de guérison. Il est difficile de dire si l'oxygène en est la cause principale.

OBSERVATION V

(Due à l'obligeance du Dr Ramond.)

Mme X..., vingt-six ans. Sans profession.

Antécédents héréditaires. — Rien à signaler.

Antécédents personnels. — Bronchite fétide quatre ans auparavant. Depuis tendance aux rhumes saisonniers. Pas de tuberculose.

Début le 25 juillet. Contracte la rougeole de sa petite

fille. Forme ~~hypert~~hermique. La fièvre atteint 4o degrés. La poussée de bronchite ~~est inte~~nse dès le début.

Évolution. — Au quatrième jour ~~de sa~~ rougeole, la bronchite se propage aux bronchioles et l'on ~~assiste~~ au tableau de la poussée aiguë et asphyxiante de bron~~chite~~ capillaire. Ventouses. Saignée abondante, inhalation d'oxygène, huile camphrée, éther, caféine.

Malgré cette énergique médication *l'asphyxie progressive* continue son évolution ; *les extrémités sont cyanosées, le pouls est rapide incomptable. La malade a perdu connaissance.*

On pratique alors une injection de 3 litres 1/2 d'oxygène sous la peau du ventre et de la cuisse.

On assiste alors à la *reprise normale des mouvements respiratoires, la cyanose disparaît* progressivement, et la *malade reprend connaissance.*

Les jours suivants, les mêmes phénomènes asphyxiques se reproduisent *par trois fois.* Chaque fois l'on fait l'injection sous-cutanée d'oxygène et le 5 août la malade commence sa convalescence qui évolua normalement.

Ici les injections d'oxygène ont eu, dans un cas d'asphyxie grave par bronchite capillaire au cours d'une rougeole, une action favorable des plus évidentes et, malgré le degré très prononcé des phénomènes asphyxiques à trois reprises menaçants, la maladie a évolué vers la guérison.

OBSERVATION VI

(Extraite du *Bulletin de la Société de médecine militaire française*, séance du 5 janvier 1911. Dr Maisonnet.)

J..., appendicectomie à froid le 23 novembre ; intervention pénible à cause des adhérences ; anesthésie très mauvaise (chloroforme) à cause de mucosités bronchiques gênant la respiration.

Le lendemain 26 novembre, broncho-pneumonie étendue aux deux poumons. Température 40. Dyspnée très vive, cyanose très marquée de la face et des extrémités, non améliorée par le traitement habituel : révulsion, ventouses scarifiées, huile camphrée et spartéine.

A 2 heures de l'après-midi, première injection sous-cutanée d'oxygène sous la peau de la face externe de la cuisse gauche. Le pouls bat à 140 ; 48 respirations par minute.

Dès le début de l'injection, le malade accuse une sensation de bien-être, sa respiration est plus profonde, le rythme en est plus régulier et plus lent. Pouls 132 ; respiration 38.

A la fin de l'injection qui dure vingt minutes environ et qui n'est pas douloureuse, le pouls bat à 132. Le malade n'a plus que 30 respirations par minute. A 4 heures de l'après-midi la température est de 38° 6, le pouls à 120, la respiration 30.

Le malade est moins cyanosé et se trouve bien mieux.

A 6 heures le pouls est à 148, la respiration à 32.

Devant l'amélioration des symptômes asphyxiques l'on

fait à 7 h. 3o du soir une nouvelle injection d'oxygène. Le malade dont le pouls battait à 15o, qui présentait 38 respirations par minute, accuse dès le début de l'injection un mieux considérable.

Le pouls et la respiration sont pris d'heure en heure pendant toute la nuit et l'on observe les résultats suivants: 8 h.45, pouls 138, respiration 26 ; 10 heures, pouls 136, respiration 26 ; 11 heures, pouls 136, respiration 26 ; minuit, pouls 132, respiration 24 ; 3 heures, pouls 13o, respiration 22 ; 4 heures, pouls 13o, respiration 22 ; 5 heures, pouls 120, respiration 20 ; 6 heures, pouls 128, respiration 23. Le 25 à 8 heures du matin, pouls 120, respiration 28. A 10 heures, pouls 140, respiration 32. A 11 heures, pouls 140, respiration 36.

Une nouvelle injection d'oxygène est pratiquée a 11 h. 45. Le malade accuse pendant l'injection la même sensation de bien-être, le nombre des respirations diminue de 36 à 28 par minute ; le malade commence à cracher abondamment. A 4 heures de l'après-midi, nouvelle injection sous la peau de la cuisse. Le pouls qui battait à 120 reste stationnaire, mais le nombre des respirations tombe de 4o à 26 par minute, la température était de 39° 3. Pendant la nuit on obtient les résultats suivant: à 8 heures pouls 100, respiration 27. A 11 heures, pouls 88, respiration 20 (maximum d'effet). A 4 heures du matin, pouls 100, respiration 3o ; 6 heures, pouls 92, respiration 28.

A ce moment les symptômes locaux et généraux sont très améliorés. L'état asphyxique n'existe plus. La température du malade commence à descendre. L'on suspend les injections d'oxygène.

L'affection pulmonaire évolue normalement, la cyanose ne s'est plus reproduite ; la plaie abdominale est en parfait état, pas d'infection.

Deux jours après la dernière injection, l'on perçoit encore à la face externe des cuisses une légère crépitation gazeuze, indiquant que la résorption de l'oxygène n'est pas encore complète.

En résumé: les quatre injections d'oxygène en deux jours chez notre malade ont déterminé une amélioration considérable des phénomènes asphyxiques et infectieux d'une broncho-pneumonie bilatérale, étendue, grave.

OBSERVATION VII

(Dr Maisonnet. Extraite du *Bulletin de la Société médicale militaire française*. 5 janvier 1911.)

P..., hernie inguinale opérée le 26 novembre. Anesthésie à la cocaïne. Le soir même la température du malade monte à 33°, oppression vive, symptômes de bronchite généralisée et diffuse.

Le lendemain 27 novembre, température : 35°8. Bronchite capillaire diffuse avec cyanose de la face et des extrémités. L'on pratique dans l'après-midi. une injection sous-cutanée d'oxygène. Durée vingt minutes.

Le pouls qui au début de l'injection était à 118 revient le lendemain à 78. La respiration tombe de 31 à 22.

Les symptômes objectifs diminuent considérablement; la

A. Béraud   5

température descend à la normale et l'on juge inutile de pratiquer une seconde injection d'oxigène.

Plaie opératoire guérie normalement par première intention.

Action très efficace de l'injection d'oxigène d'une bronchite capillaire qui tourne court après l'injection : celle-ci a amené une réduction marquée de la tachycardie et de la dyspnée.

OBSERVATION VIII

(Dr Maisonnet. — *Bulletin de la Société médicale militaire française*, 5 janvier 1911.)

D..., hernie inguinale congénitale bilatérale ; opération le 16 décembre, sous anasthésie chloroformique. Le malade avait été enrhumé, quelques jours avant l'opération, mais paraissait complètement guéri.

19 décembre. — Bronchite capillaire, diffuse, bilatérale ; à 3 h. 20 de l'après-midi, température 39°4, pouls 120, respiration 20. L'on pratique une injection d'oxigène, sans aucun incident et l'on observe les modifications suivantes du pouls et du rythme respiratoire ; à 4 h. 30, pouls : 112 ; respiration : 20. A 6 h. 30, pouls : 100 ; respiration : 18. A 9 h. 30 du soir, pouls 100 ; respiration : 15. A 6 heures du matin, pouls : 100 ; respiration : 18. La température du malade est tombée à 37°6 son état général s'est sensiblement amélioré.

L'on ne fait pas, le 20 décembre, d'injection d'oxigène ;

mais brusquement dans la nuit du 20 au 21 décembre le malade présente une nouvelle crise d'oppression. A 5 h. du matin la température atteint 40 degrés, le pouls bat à 120, le rythme respiratoire est de 45. L'on pratique une injection d'oxigène qui détermine une amélioration immédiate des symptômes subjectifs. A 6 h. 1/2, le pouls : 120 ; respiration : 44 ; mais à 8 heures, pouls : 124 ; respiration : 24. Nouvelle injection à 2 heures de l'après-midi. Au début de l'injection, le pouls : 104 ; respiration 19 ; après l'injection, pouls : 96 ; respiration 16 et, fait important, la température est tombée à 37°5. Le malade n'a plus présenté de crises dyspnéiques, malgré la persistance, pendant quelques jours, de symptômes objectifs à l'auscultation. Le pouls oscille autour de 80 pulsations, le rythme respiratoire est de 18 inspirations par minute.

La cicatrisation des plaies s'est effectuée normalement par première intention.

Le malade a subi trois injections qui ont amené chez lui une amélioration très manifeste dss symptômes asphyxiques et des symptômes généraux (abaissement considérable de la température en particulier) au cours d'une bronchite capillaire diffuse. Guérison.

OBSERVATION IX

(Dr Rapin. — Société vaudoise de médecine, 9 mars 1911.)

Enfant de quatorze mois souffrant de bronchite depuis le

milieu de janvier. Au commencement de février son appétit diminue : la mère le trouve apathique, la bronchite est en augmentation.

7 fevrier. — Au soir, l'enfant est pris de convulsions qui durent une heure. La langue est saburrale ; le ventre dur, ballonné, la perte de connaissance complète ; les pupilles sont égales et contractées ; température 39°5.

8 février. — Au matin température 40 degrés. Pouls régulier rapide. L'intestin est nettoyé ; nous constatons l'existence d'une bronchite capillaire à nombreux râles, humides et fins, disséminés dans les deux poumons, mais prédominant aux deux bases et particulièrement à droite. Le noyau broncho-pneumonique de la base droite, s'étend de plus en plus de façon à déterminer, le 10 février, une matité étendue à tout le lobe inférieur avec souffle net.

L'état de l'enfant se soutient assez bien jusqu'au 17 février.

A cette date l'asphyxie augmente et le pouls qui était resté bon jusqu'alors commence à faiblir. Trois fois par jour 5 gouttes de digitaline *per os*. Toutes les trois heures une poudre de camphre 0,03. En outre, on essaye alternativement les bains, les maillots froids puis chauds, les cataplasmes simples ou sinapisés, la vaporisation d'eau, etc... Le traitement habituel intensif et très surveillé a de la peine à débarrasser le poumon des mucosités qui l'encombrent.

18 février. — L'état devient plus alarmant encore, un confrère qui avait l'amabilité de voir le malade ne cache pas son impression pessimiste.

Dans la soirée, malgré l'emploi des excitants les plus variés, l'enfant respire de moins en moins et se rafraichit. Les bains chauds ne le réchauffent pas, les affusions froides ne provoquent chez lui aucune réaction. Il ne crie plus ; son œil est vitreux.

Le pouls est insensible à la radiale. Pulsations précor" diales faibles, irrégulières, difficiles à percevoir. Les mains sont œdématiées ainsi que la lèvre inférieure. La mâchoire inférieure se raidit. La peau est livide.

L'oxygène que l'on fait inhaler, ne détermine aucune amélioration. Devant cette asphyxie progressive, j'essaye d'injecter sous la peau de la cuisse une certaine quantité d'oxygène gazeux. J'observe d'abord une élévation de la température locale, une disparition de la coloration livide de la *peau, qui devient légèrement rosée* et pigmentée. Puis très rapidement, *en quelques minutes l'expression de la face change*, perd son aspect cireux ; elle *prend vraiment vie*. La dyspnée diminue très notablement ; la raideur de la mâchoire disparaît et le *pouls redevient sensible*. Nous pratiquons l'injection continue d'oxygène vingt-quatre heures durant, injectant d'abord dans une cuisse puis dans l'autre. Nous avons préféré une injection continue ; modérée mais prolongée à une injection massive qui aurait produit une distension exagérée des tissus moins favorable à la résorption.

A notre grande satisfaction, trois heures après le début de l'injection, nous pouvions quitter le malade sans inquiétude pour son état ; l'asphyxie était momentanément écartée.

La température qui était descendue remonte le lendemain à 40 degrés ; mais sans que cette élévation soit accompagnée de symptômes inquiétants asphyxiques.

La défervescence se fait en lysies et l'enfant est actuellement en pleine convalescence.

Au cours d'une bronchite capillaire diffuse avec foyer de broneho-pneumonie, après échec des inhalations d'oxygéne, l'injection lente et continue de ce gaz a réussi a faire sortir l'enfant d'un état asphyxique littéralement agonique et l'amélioration vraiment remarquable s'est maintenue permettant à la défervescence de se faire et à l'enfant de guérir.

OBSERVATION X

(Due à l'obligeance du Dr Ramond.)

M . X..., quarante-neuf ans, sans profession.

Père et mère à tendance à l'obésité.

Phléthorique, gros mangeur, gros buveur, sans alcoolisme excessif, cependant. Poussées de glycosuries transitoires.

En avril dernier, à la suite d'une grippe, le malade fail une poussée de pneumonie droite, à la partie moyenne du poumon.

C'est une forme grave d'emblée ; tachycardie, dyspnée, subictère, oligurie et albuminurie.

Au cinquième jour la malade fait une poussée asphyxique, aussi bien d'ordre congestif que d'ordre cardiaque.

A l'auscultation on entend une véritable pluie de râles dans les deux poumons. Les phénomènes asphyxiques deviennent rapidement graves ; le pouls est petit, presque impalpable et témoigne d'un véritable état de collapsus ; le malade est dans le *subcoma*.

Médication, saignée, huile camphrée, inhalations d'oxygène n'amènent qu'un demi-résultat.

On fait alors une injection de 3 litres d'oxygène sous la peau et de 2 litres dans le rectum.

Amélioration très rapide en une demi-heure. Depuis la maladie a suivi sa marche normale.

Action rapide de l'injection d'oxygène qui permet à un diabétique, présentant des phénomènes asphyxiques graves au cours d'une pneumonie avec défaillance cardiaque, de guérir rapidement.

OBSERVATION XI

(Due à l'obligeance du Dr Ramond.)

M. X..., cinquante-neuf ans, industriel.

Antécédents héréditaires. — Rien à signaler.

Antécédents personnels. — Syphilis à vingt-cinq ans. Traité pendant six mois. Diabète depuis quatorze ans. Moyenne de 80 à 100 grammes de sucre par jour. Aortite avec insuffisance aortique. Tension artérielle de 27 au sphigmomanomètre de Pachon. Traces d'albumine dans les urines : de 0 gr. 25 à 0 gr. 30 en moyenne.

Début. — En février, le malade, à la suite d'un refroidissement et à l'occasion de fatigues, fait une poussée congestine à la base droite avec température de 38 degrés.

Cinq jours après, vers minuit, le malade présente les signes d'une poussée brutale *d'œdème aigu du poumon* expectoration mousseuse et sanglante, pluie de râles fins, bloc d'œdème congestif en avant et à droite sous la clavicule, sans râles à ce niveau.

L'asphyxie est rapide, extrémités froides, cyanose, pouls rapide, dyspnée intense. On pratique une saignée, injection de caféine, huile camphrée ; inhalations d'oxygène ; puis injection de 4 litres d'oxygène.

En une heure les symptômes de la crise s'atténuent, la *dyspnée* se calme, le *pouls reprend en énergie.*

Le malade guérit ultérieurement.

Atténuation rapide (en trente minutes) suivie ultérieurement de guérison, des phénomènes **dyspnéiques** et asphyxiques très graves, d'un œdème aigu du poumon, survenant chez un diabétique atteint d'insuffisance aortique.

OBSERVATION XII

(Due à l'obligeance de M. Bouland, interne du service
de M. le Dr Meslay.)

La malade entre à l'hôpital Saint-Joseph pour oppression, sensation de barre épigastrique et fièvre.

La malade a perdu son père de cancer du foie et sa mère est morte de maladie de cœur.

Elle a toujours été d'une constitution faible ; a été soignée pour de l'anémie.

Elle présente une scoliose très prononcée à convexité droite.

Il y a huit ans elle a eu une congestion pulmonaire droite.

Depuis une quinzaine, la malade a de la fièvre avec douleurs épigastriques.

A l'examen, la malade présente une teinte anémique, des yeux excavés, de la pâleur des téguments, tous symptômes d'une septicémie en évolution.

La dyspnée est très marquée et la malade accuse une sensation de barre épigastrique très douloureuse. Le ventre est rétracté mais souple à la palpation. Au toucher vaginal on constate les signes d'une salpingite ancienne.

L'examen du thorax montre une scoliose très accentuée.

A l'entrée de la malade, la température est élevée à 39 degrés, le pouls est rapide (120 pulsations). Mais on ne trouve rien à l'auscultation du cœur ou du poumon.

Ce n'est que quatre jours après l'entrée de la malade à l'hôpital que l'on constate à l'auscultation, d'abord à la base droite, puis à la base gauche des râles et un gros souffle d'hépatisation surtout marqué à droite ; la malade ne tousse pas, ne crache pas. Le pouls est petit, rapide. *L'oppression* est très vive et la malade est assise sur son lit pour pouvoir mieux respirer. L'état général est très grave. Température 39°7.

Les urines sont peu abondantes, mais ne contiennent ni sucre ni albumine.

Vu l'état de *dyspnée très marquée* et la *rapidité du pouls* qui est faible et mal frappé on pratique une injection sous-cutanée d'oxygène, le 2 novembre 1911, trois jours après l'entrée de la malade à l'hôpital.

A midi, juste avant l'injection, le pouls bat à 144 et le rythme respiratoire atteint 44 respirations par minute. On injecte 1 litre d'oxygène sous la peau de l'abdomen.

Cinq minutes après le pouls ne bat plus qu'à 138, la respiration est encore de 42 révolutions par minute. La malade se sent déjà un peu mieux. Un quart d'heure après l'injection le pouls 136, la respiration 42.

A la suite de cette injection qui n'amena que peu de changement dans les signes objectifs, la malade *se déclare très soulagée;* l'après-midi est sensiblement meilleure que les jours précédents, la respiration est plus aisée, la température, qui le soir était jusque-là toujours supérieure à celle du matin, est ce soir-là de 39°4 au lieu de 39°7 le matin.

Le lendemain matin la température monte à 41 degrés, puis elle tombe à 38°5 le soir, pendant trois jours elle oscille autour de 38 degrés.

Mais trois jours après cette amélioration notable la température remonte à 40°2, la dyspnée revient très intense, le pouls est rapide et petit, la malade réclame une nouvelle injection d'oxygène.

Cette nouvelle injection fut suivie d'une amélioration manifeste. Pratiquée à midi le 7 novembre 1911, elle comporta l'injection de 1 litre d'oxygène dans le tissu cellulaire de la cuisse.

Avant l'injection le pouls bat à 120, le rythme respiratoire : 36. Aussitôt l'injection pratiquée, la malade accuse spontanément une *sensation de bien-être*.

Après cinq minutes, pouls 110, respiration 31. Le pouls est bien mieux frappé. Une heure et demie après l'injection, pouls 114, respiration 26. La malade se sent toujours beaucoup mieux qu'auparavant. La sensation de barre épigastrique douloureuse s'atténue. La *respiration est plus aisée.*

Le lendemain les signes d'auscultation s'améliorent; mais

la température est remontée à 40°3, le soir elle tombera à 38 pour redescendre ensuite peu à peu. Mais à l'auscultation du cœur on entend un souffle d'insuffisance aortique qui devient de plus en plus caractéristique ; en même temps apparaît de la danse des artères, du pouls capillaire, et tous les signes physiques de l'insuffisance aortique.

La malade supporte bien sa lésion et le 15 novembre elle est en convalescence, la température est doucement et progressivement descendue depuis le 3 novembre de 38°5 à 37°4 ; la malade mange avec appétit, la dyspnée a disparu et elle espère bientôt reprendre ses occupations habituelles.

Comme autre indication on a eu recours aux cardio-toniques et aux injections de sérum.

Cette malade paraît avoir fait une endocardite infectieuse avec double congestion pulmonaire favorisée par sa déformation thoracique. La dyspnée, l'état alarmant de son pouls, son état général ont été très améliorés par l'injection d'oxygène de quantité minime (1 litre) répétée deux fois à cinq jours d'intervalle. Les deux fois la malade a accusé après chaque injection une sensation très nette de bien-être.

OBSERVATION XIII

(Due à l'obligeance de M. Bouland, interne du
service de M. le Dr Meslay.)

Mlle X..., âgée de vingt ans, entre à l'hôpital Saint-Joseph, le 9 octobre 1911, pour une dyspnée intense, accompagnée de point de côté thoracique droit. Anémie profonde et tendance à la syncope.

Interrogée sur ses antécédents héréditaires, la malade déclare que sa mère est morte de cancer utérin et son père de congestion pulmonaire. Parmi ses collatéraux on relève les décès par bronchite de deux sœurs, par rougeole d'une autre sœur, et la mort de deux frères par méningite. Un frère aurait été soigné à Berk pour adénopathies multiples avec bronchite chronique. Une sœur a aussi des adénopathies.

La malade a eu une bronchite à l'âge de deux ans, bronchite sujette à des rechutes annuelles et pour laquelle elle fut envoyée à la campagne. Depuis elle est facilement essoufflée, sa respiration est courte ; elle tousse surtout le matin, elle ne crache pas.

A seize ans, la malade a eu une forte grippe (?) avec fièvre, point de côté, qui dura quinze jours.

Depuis elle accomplit avec fatigue sa tâche journalière.

Le 6 octobre 1911, elle perd connaissance ; phénomène qui se reproduit le lendemain matin quand elle veut se lever.

Le 9 octobre, à son entrée à l'hôpital, la malade, qui présente un facies d'anémie prononcée, est en proie à une dyspnée intense, avec orthopnée, battement des ailes du nez. La voix est faible, la parole entrecoupée. Pouls rapide, petit. Pas de lésions orificielles au cœur.

L'examen des voies respiratoires supérieures ne rend nullement compte de cette dyspnée. D'ailleurs, la malade accuse de la douleur dans le côté droit et à l'auscultation des poumons on trouve une diminution de la respiration dans tout le poumon droit avec à la percussion une élévation de la tonalité; les vibrations sont normales à la palpation. L'examen des autres viscères est absolument négatif. Pas d'albumine dans les urines.

L'état général est très grave; la malade a une intolérance gastrique à peu près absolue. La toux est sèche, sans expectoration. La température est aux environs de 38 degrés.

On pense, vu les antécédents, la forte dyspnée et les signes d'auscultation, à une poussée de tuberculose à forme aiguë granulique.

Trois jours après l'entrée de la malade à l'hôpital, *l'intensité de la dyspnée et l'accélération du pouls* persistantes, précisent les indications d'une injection hypodermique d'oxygène. On injecte 2 litres environ de la région dorsale. La respiration se calme et tombe presque aussitôt après l'injection de 62 à 52 inspirations par minute, le pouls qui battait à 106 se ralentit et ne bat plus qu'à 80. Cette amélioration objective de la dyspnée ne se prolonge pas au delà d'une heure. Il en est tout autrement de la sensation de calme et de bien-être ressentie aussitôt après par la malade et qui dura plusieurs heures. Le lendemain nouvelle injection qui *calme encore le pouls* (106 à 80) et *la respiration* (68 à 60) et produit toujours une diminution très évidente de la dyspnée avec sensation d'accalmie accusée par la malade. La température, qui était à 38°1 le soir de la première injection, est descendue le lendemain soir à 37°6, elle est remontée ensuite presque vers 38°5.

Au bout de quinze jours, la température revient aux environs de 37 degrés, la dyspnée, qui a été en diminuant et n'a plus nécessité l'emploi des injections d'oxygène, finit par disparaître complètement; l'appétit renaît, le visage se colore ; le nombre des globules rouges revient à la normale et la malade entre en convalescence. Elle garde cependant une obscurité respiratoire avec élévation de la tonalité à la percussion à droite. Ces lignes semblent en rapport avec une infiltration bacillaire du poumon droit.

Sans vouloir prétendre mettre sur le compte des injections d'oxygène la guérison apparente de la malade, on ne peut que constater l'excellent effet qu'elles ont eu sur la dyspnée au cours de cette poussée de bacillose aiguë.

OBSERVATION XIV (Personnelle)

(Service de M. Leroux.)

Malade âgé de trente-trois ans, profession de charretier, entre avec les signes d'une tuberculose pulmonaire avancée. Signes cavitaires à gauche, signes de ramollissement et de cavernulisation au sommet droit. Fièvre hectique, sueurs anorexie, amaigrissement. Traitement habituel par les opiacés et les reconstituants.

Huit jours après son entrée le malade est très dyspnéique, il se plaint d'étouffement. Le pouls est à 144 pulsations par minute ; le nombre des mouvements respiratoires est de 40 dans le même temps. On lui fait sous la peau de l'abdomen une injection de 1 lit. 3 d'oxygène ; cinq minutes après la respiration est de 34 par minute, le pouls ne bat plus qu'à 120, il est mieux frappé. Au bout d'un quart d'heure, respiration 32, pouls 114. Après 25 minutes respiration 34, pouls 112 ; puis pendant deux heures et demie la respiration reste calme, descend jusqu'à 30 inspirations par minute et le pouls oscille autour de 112-120. Dans la nuit le malade repose bien. Le lendemain la dyspnée a repris; mais elle semble un peu moins forte.

Trois jours plus tard le malade est agonisant. Subcoma, râles respiratoire des moribonds, refroidissement des extrémités, sueurs froides. On lui renouvelle une injection d'oxygène de 2 litres cette fois. La respiration est pénible, 32 inspirations par minute, pouls faible à 126.

Le malade est insensible, il ne sent pas la piqûre de l'aiguille à injection. Vingt-cinq minutes après le début de l'injection le pouls ne bat plus qu'à 116 (à 110 une heure après), la respiration est à 26 mouvements par minute. Mais ce qui est surtout remarquable c'est que le *malade est sorti de son état comateux*, il parle, se sent mieux, agite les bras et la sensibilité est revenue, mais le lendemain *il succombait* à l'évolution de sa bacillose avant qu'on ait pu renouveler l'injection.

OBSERVATION XV (Personnelle)

(Service de M. Leroux.)

Tuberculose cavitaire des deux poumons chez un homme de cinquante ans. Signes généraux de la troisième période de la bacillose pulmonaire.

A son entrée, le malade est dyspnéïque, il se plaint d'oppression respiratoire. Le pouls est à 120, la respiration est rapide, 36 respirations par minute. On pratique alors une injection de 1 litre d'oxygène sous la peau de l'abdomen.

Cinq minutes après le pouls ne bat plus qu'à 110, les

mouvements respiratoires ne sont plus que de 3o par minute.
Au bout de une heure et demie, pouls : 114 ; respiration : 26.

Le malade se sent soulagé et respire avec plus de facilité.

Trois heures après l'injection, pouls : 120 ; respiration : 28 ;
le malade repose et dort.

Cette amélioration n'est que passagère. Bien qu'il ne se
plaigne plus de dyspnée le malade le lendemain a encore
un pouls rapide (120), une respiration précipitée (38) et il
meurt le surlendemain.

Ici comme dans l'observation précédente l'injection
d'oxygène a bien amélioré l'état dyspnéïque, calmé
le pouls et la respiration et permis au malade de
reposer, mais elle n'a pas eu d'influence notable sur
l'évolution de la maladie qui d'ailleurs dans ce cas
cemme dans l'autre en était à sa phase ultime.

OBSERVATION XVI

(Dr Maisonnet, *in Bulletin de la Soc. milit.
de médecine française*, 5 janvier 1911.)

Pleurésie purulente putride bilatérale avec fistule pleuro-
bronchique et gangrène pulmonaire. Empysème avec résection costale bilatérale à deux jours d'intervalle. Chez ce
malade, dont l'état infectieux était très accusé et les phénomènes mécaniques de la respiration très troublés, huit injections d'oxygène ont été pratiquées. Les résultats ont été
des plus difficiles à observer ; mais l'on a noté chez ce malade

comme dans les observations précédentes uue *sensation de bien-être* accusée spontanément, ne s'accompagnant d'aucune douleur au niveau de l'injection.

En même temps, le *rythme respiratoire* qui oscillait autour de 3o respirations par minute *s'est abaissé* immédiatement après l'injection à 20 et 22 respirations par minute. Les modifications du pouls et de la température ont été moins nettss ; mais nous avons eu l'impression que les injections d'oxygène ont contribué à *l'amélioration des symptômes généraux* et asphyxiques du malade qui est actuellement en convalescence.

OBSERVATION XVII

(Dr Maisonnet. — *In Bull. de la Soc. méd. milit. française,* n° 5, janvier 1911.)

B... Pleuro-pneumonie, otite aiguë droite, état septicémique très accusé ; température élevée, 3g degrés.

Le 25 novembre, pleurésie purulente ; empysème avec résection costale, gêne respiratoire très marquée. Respiration 38.

Pouls 120 à 13o. Le lendemain 26 novemhre on fait deux injections sous-cutanées d'oxygène. La quantité n'a pu être appréciée que par le volume d'emphysème sous-cutané obtenu (tuméfaction analogue à celle déterminée par l'injection de 3oo grammes de sérum artificiel environ).

Dès le début de l'injection on remarque une amélioration considérable des symptômes objectifs ; le rythme respiratoire du malade, qui accuse spontanément une sensation de bienêtre se ralentit. Avant l'injection, pouls : 120 ; respiration : 38

Deux heures après, pouls : 112 ; respiration : 25. Les mêmes résultats sont obtenus à la deuxième injection. Avant l'injection, pouls : 112 ; respiration : 32. Deux heures après, pouls : 112 ; respiration : 24.

L'oppression ne s'est plus reproduite, les injections n'ont pas été renouvelées. Sous l'influence du traitement (huile camphrée, collargol intraveineux) l'état général s'est rapidement amélioré ; la température est tombée, le malade est bientôt entré en convalescence.

Ce malade a donc subi avec avantages, dans la même journée, deux injections d'oxygène et celles-ci ont été suivies d'une amélioration considérable des signes objectifs et subjectifs de la dyspnée qui relevait d'une pleurésie purulente survenue au cours d'une pleuro-pneumonie.

DEUXIÈME PARTIE

ÉTUDE EXPÉRIMENTALE

ÉTUDE EXPÉRIMENTALE

Dans la première partie de notre travail, nous avons développé les faits clinique et exposé les effets qui succèdent, chez l'homme, à l'introduction d'oxygène dans le tissu cellulaire sous-cutané.

Nous avons évité autant que possible, d'aborder les questions de physiologie pathologique et thérapeutique que suscitent les faits constatés, effrayé par le nombre et la difficulté des problèmes que soulève l'efficacité de la méthode dans les divers états pathologiques envisagés.

La multiplicité des facteurs étiologiques, l'extrême diversité et l'importance des particularités qui définissent le tempérament de chaque malade et déterminent ses réactions personnelles, l'impossibilité où nous sommes en clinique de nous placer dans des conditions à peu près identiques et de posséder des termes fixes de comparaison, l'ignorance absolue de l'évolution qu'aurait présentée l'affection en cause en dehors du traitement envisagé ; voilà autant de difficultés presque insurmontables qui rendent les discussions de thérapeutique excessivement délicates et infirment singulièrement la valeur de leurs conclusions.

Cependant l'oxygénothérapie hypodermique suscite un certain nombre de questions qui nous ont paru intéressantes à envisager et auxquelles nous nous sommes efforcés d'apporter, par l'expérimentation chez l'animal, quelques réponses aussi précises que possible. Nos expériences ont porté sur des animaux sains, en dehors de tout élément infectieux ou toxique et leur but a été délucider la question de l'absorption de l'oxygène au niveau du tissu cellulaire sous-cutané et de son utilisation possible dans les phénomènes de l'hématose normalement limités aux poumons.

La question qui se pose en effet tout naturellement, celle-là même que nous avons voulu résoudre ici, est de savoir si comme il est permis de le supposer *a priori*, l'oxygène injecté dans le tissu cellulaire sous-cutané, *supplée* en quelque sorte à l'insuffisance des phénomènes de l'hématose du sang qui s'effectuent au niveau du poumon et même s'il participe à ces phénomènes dans les cas où la respiration normale n'est pas entravée.

Crée-t-on ainsi, dans les cas d'asphyxie par exemple, un véritable *poumon de secours* au niveau du tissu cellulaire sous-cutané qui se ferait en quelque sorte vicariant du tissu pulmonaire insuffisant ?

Pour solutionner cet intéressant problème nous avons imaginé et exécuté avec la collaboration éclairée du Dr Garrelon les expériences suivantes :

1º Étude de l'évolution de la poche gazeuse formée par l'oxygène injecté dans le tissu cellulaire sous-cutané. Recherche et mesure des échanges gazeux dont elle peut être le siège.

2º Étude des échanges respiratoires d'animaux ayant reçu une injection d'oxygène, a) à l'air libre, b) dans l'air confiné ; comparaison avec les échanges gazeux d'animaux témoins de même espèce et de même poids placés dans les mêmes conditions.

3º Dosage des gaz du sang chez un animal rendu asph xique avant et après injection d'oxygène.

4º Étude de la résistance à l'asphyxie par l'air confiné d'animaux ayant reçu une injection d'oxygène par comparaison avec des animaux témoins.

5º Étude de la résistance aux troubles patholo giques qui résultent de la respiration dans l'air raréfié d'animaux oxygénés et d'animaux témoins.

6º Essais de l'action de l'injection d'oxygène dans l'intoxication par l'oxyde de carbone.

Nous verrons quelles conclusions, les unes très nettes, les autres moins catégoriques, nous croyons pouvoir tirer de ces diverses expériences que nous nous proposons de poursuivre.

1º ÉTUDE DE LA POCHE GAZEUSE SOUS-CUTANÉE

Chez l'animal, comme chez l'homme d'ailleurs, l'oxygène injecté dans le tissu cellulaire, y forme une poche gazeuse sonore ; celle-ci reste rarement collectée et ne tarde pas à diffuser dans le tissu cellulaire ou elle détermine à la palpation une sensation de crépitation particulière.

Lorsque l'injection a été copieuse comme dans nos expériences sur l'animal, où des cobayes de 400 gr. en moyenne et des lapins de 1.800 grammes à peu près, recevaient respectivement 100 et 300 centimètres cubes d'oxygène, parfois davantage, le **gaz** forme une tuméfaction tendue, rénitente qui soulève la peau et l'isole des plans sous-jacents, si bien que ceux-ci ne sont plus perceptibles à une palpation modérée.

Cette poche gazeuse disparaît peu à peu aussi bien chez l'animal respirant à l'air libre que chez l'animal soumis à diverses causes d'asphyxie. Mais tandis que chez un cobaye respirant à l'air libre la résorption du gaz peut demander plusieurs jours pour être complète, elle est beaucoup plus rapide lorsque l'animal se trouve en état d'asphyxie. Nous avons pu ainsi répéter trois fois en vingt minutes une injection d'oxygène à un cobaye rendu asphyxique par l'occlusion de la trachée (expérience XV).

Ce phénomène d'absorption rapide s'est d'ailleurs reproduit dans toutes nos expériences d'asphyxie expérimentale.

Lorsqu'on injecte un gaz quelconque dans le tissu cellulaire sous-cutané on crée une sorte de vide relatif vis-à-vis des gaz autres que celui injecté, contenus dans le plasma qui baigne les tissus.

La loi physique nous apprend que dans ces conditions il tend à s'établir un *équilibre de tension* entre les gaz du plasma et ceux de la poche gazeuse.

A priori l'on peut donc supposer que l'injection

d'oxygène sera suivie, au niveau de la poche gazeuse qu'elle détermine, d'échanges gazeux appréciables et que ceux-ci consisteront en absorption d'oxygène et élimination d'acide carbonique. Si donc au bout d'un certain temps nous ponctionnons la poche gazeuse formée par l'injection d'oxygène, nous devons y trouver de l'acide carbonique. Désireux de vérifier cette hypothèse nous avons exécuté les expériences suivantes.

EXPÉRIENCE I. — A un lapin de 1.800 grammes, on injecte, au niveau de la région dorsale du thorax, une certaine quantité d'oxygène jusqu'à formation d'une boule gazeuse appréciable. Au bout de quarante-cinq minutes, à l'aide d'une seringue de verre bien étanche, adaptée très soigneusement à une aiguille creuse, on retire par ponction 20 centimètres cubes du gaz précédemment injecté. En faisant barboter le gaz retiré dans de l'eau de chaux on obtient la formation d'un *trouble très net* de couleur blanche, dû à la combinaison de l'acide carbonique avec la chaux. Ce trouble n'est évidemment pas obtenu si l'on fait barboter dans l'eau de chaux l'oxygène qui a servi à faire l'injection; et, l'air atmosphérique à la dose de 3 à 4 seringues de 20 centimètres cubes chacune ne donne qu'un très léger trouble infiniment moins prononcé que dans le cas du gaz de la poche.

Il y a donc eu *dégagement d'acide carbonique* au niveau de la poche gazeuse qui résulte de l'injection d'oxgygène.

Encouragé par ce premier résultat, nous avons

renouvelé l'expérience et analysé les gaz retirés par ponction. L'opération est assez délicate, car il faut s'assurer que l'on point aspiré de l'air extérieur en faisant la ponction.

EXPÉRIENCE II. — A un lapin de 1900 grammes on fait une copieuse injection d'oxygène dans le tissu cellulaire sous-cutané de la région dorsale. Puis on laisse le lapin respirer à l'air libre.

Au bout de cinq minutes, on retire par ponction le gaz de la poche formée dans le tissu cellulaire ; on en fait l'analyse à l'eudiomètre en faisant absorber l'acide carbonique par de la potasse et l'oxygène par de l'acide pyrogalique.

On trouve pour cette première prise les résultats suivants exprimés en proportion pour 100 (o/o).

$$\text{Oxygène} = 85.3 \text{ o/o}$$
$$\textit{Acide carbonique} = \textit{traces}$$
$$\text{Autres gaz (de nature X)} = 14.7 \text{ o/o}$$

Au bout de vingt minutes, on fait une deuxième prise et l'on trouve :

$$\text{Oxygène} = 83.2 \text{ o/o}$$
$$\textit{Acide carbonique} = 5.25 \text{ o/o}$$
$$\text{Autres gaz} = 11.55$$

On voit ici très nettement qu'il y a eu au niveau de la poche gazeuse des échanges qui peuvent se ramener à une absorption d'oxygène qui de 100 o/o passe après vingt minutes à 83,2 o/o et dégagement d'acide carbonique qui de o o/o au début passe après le même temps à 5,25 o/o.

Nous avons poussé plus loin nos recherches et avons répété l'expérience précédente sur deux lapins, l'un respirant à l'air libre et l'autre ayant les narines et la bouche obstruées.

Expérience III. — Si l'on injecte de l'oxygène à deux lapins de poids à peu près identiques et qu'on ponctionne la poche gazeuse ainsi formée au bout du même temps en ayant soin de rendre dyspnéique un des animaux en obturant ses narines, on constate à l'analyse du gaz retiré :

Après cinq minutes de respiration à l'air libre la proportion d'acide carbonique atteint 0,5 o/o.

Après cinq minutes de respiration entravée l'acide carbonique atteint 4,72 o/o.

Il semble donc que la production d'acide carbonique soit plus forte lorsque l'animal asphyxie, bien entendu comme il s'agit d'un pourcentage, la proportion d'oxygène sera moins forte dans le même cas.

Nous n'attachons pas une très grande valeur aux mesures quantitatives des gaz de la poche ; la proportion respective véritable d'acide carbonique et d'oxygène varie d'après la quantité qui a été injectée, d'après la quantité qui reste au moment de l'injection et elle peut n'être pas la même dans les diverses poches gazeuses qui se forment dans le tissu cellulaire par diffusion du gaz injecté. Aussi nous retiendrons seulement de nos expériences le fait suivant :

Il y a *dégagement d'acide carbonique* au niveau de la poche gazeuse formée par l'oxygène injecté ; ce dégagement semble d'autant plus marqué que la respiration pulmonaire est plus entravée. *L'absorption d'oxygène* paraît suivre les mêmes variations.

En faisant des recherches bibliographiques, nous avons trouvé dans *les Archives générales de médecine* de 1859, des expériences de Leconte et Demarquay concernant *l'action physiologique et pathologique des gaz injectés dans les tissus suivants.*

Dans ce travail important par le nombre des expériences, les auteurs déclarent :

1° Qu'un gaz quelconque injecté dans le tissu cellulaire ou dans le péritoine détermine constamment une exhalation des gaz que renferment le sang et les tissus ;

2° Il se produit après l'injection de gaz, des mélanges plus faciles à résorber que le gaz le moins résorbable qui y est contenu, de telle sorte que ce dernier ne commence à être résorbé que quand il est déjà mêlé en certaines proportions avec les autres gaz exhalés ;

3° En général, l'exhalation des gaz du sang et des tissus a été plus considérable dans les expériences faites pendant la digestion que dans les expériences faites à jeun ;

4° La rapidité de l'absorption n'a pas paru modifiée par l'état de jeûne ou de digestion.

En outre, dans le chapitre qui concerne les injections d'oxygène, Leconte et Demarquay signalent : *a)* la *rapide absorption* de ce gaz, qui, après l'acide carbonique est celui qui se résorbe le plus vite ; *b)* l'*exhalation constante d'acide carbonique et d'azote.* Voici quelques résultats de leurs analyses :

Gaz recueillis	après 15 minutes	30 m.	45 m.	60 m.	75 m.
CO^2	2.67	3.42	2.94	0.56	3.48
$O^?$	83.96	82.85	78.69	79.09	79.06
Azote	13.77	12.73	18.3;	20.35	17.96

(Animal à jeun. Injection dans les tissus cellulaires)

Deuxième analyse	15 minutes	30 m.	45 m.	60 m.	75 m.
CO^2	2.97	1.89	3.05	3.64	3.06
O^3	85.71	78.34	75.57	66.34	68.71
Azote	11.32	19.80	21.38	27.02	28.23

En résumé et en faisant abstraction de quelques irrégularités dues peut-être à la difficulté à n'aspirer dans la seringue que le gaz injecté sans mélange avec l'air extérieur, ces expériences de Leconte et Demarquay confirment ce que nous avions trouvé c'est-à-dire :

Une *absorption* constante *d'oxygène* et une *exhalation* constante *d'acide carbonique* et peut-être d'azote au niveau de la poche gazeuse sous-cutanée.

2° LES ÉCHANGES RESPIRATOIRES

Il nous a paru intéressant d'étudier les échanges respiratoires d'animaux ayant reçu une injection hypodermique d'oxygène et de les comparer à ceux d'animaux témoins placés dans les mêmes conditions. Pour ce faire, nous avons procédé de la manière suivante :

Nous avons pris deux groupes de 5 cobayes de même âge, de taille et de poids semblables. Le poids total de chaque lot atteignait un chiffre de grammes aussi équivalent que possible dans les 2 cas.

En opérant sur des groupes au lieu d'opérer sur des individus, nous avions plus de chance de nous mettre à l'abri des causes d'erreur qui relèvent des facteurs individuels et nous obtenions des moyennes au lieu de résultats uniques.

Ces cobayes étaient mis sous deux cloches identiques, hermétiquement closes. Par un dispositif de tuyauterie très simple à imaginer, on pouvait brasser l'air de la cloche à l'aide d'un énéma (cloche de faible capacité) ou avec un ventilateur électrique (cloche de grande capacité) qui aspiraient et refoulaient dans la cloche l'air qui y était contenu. Un tube placé en dérivation à la sortie de l'appareil de brassage permettait de recueillir dans un ballonnet de caoutchouc un échantillon de l'air à analyser. Bien entendu on opérait à température constante, ou, la même dans les deux cas à la fin et au commencement de l'expérience. Dans chaque série d'expériences, un des groupes de cobayes recevait une injection d'oxygène de 75 à 80 centimètres cubes par animal dans le tissu cellulaire sous-cutané, l'autre servait de témoin et était laissé sans aucun traitement préalable. Le cobaye s'alimentant d'une façon à peu près continue et par quantités minimes à chaque repas, les animaux pouvaient être à ce point de vue supposés dans les mêmes conditions de digestion, quand l'expérience commençait ; on ne leur donnait aucune nourriture sous la cloche.

Voici les résultats que nous avons obtenu tant en faisant respirer les animaux dans l'air confiné qu'en renouvelant l'air fréquemment.

Expérience IV

Chaque groupe de 5 cobayes de poids à peu près identiques (groupe A, poids 2.115 gr. ; groupe B, 2 000 gr.) est mis sous une cloche de 86 litres hermétiquement close.

Le groupe B a reçu au préalable une injection de 75 centimètres cubes d'oxygène par cobaye. On fait des prises d'air de la cloche de demi-heure en demi-heure.

Résultats obtenus. — Les chiffres se rapportent à 100 centimètres cubes de gaz et concernent tout le groupe de cobayes :

Temps des prises	Proportion de CO_2 exhalé		Proportion d'oxygène consommé		Économie d'oxyg. réalisée par
	A	B (oxyg.)	A	B	B
30 minutes..	2.5	2	2.8-2.8	1.8-1.8	1 -1
1 heure.....	3.9	3.4	4.3-1.5 ·	3.5-1.7	0.8-0.2
1 h. 30......	5.5	5.2	5.6-1.3	5.3-1.8	0.3-0.5
2 heures....	7	6.7	7.2-1.6	6.9-1.6	0.3-0
			a *b*	*c* *d*	*e* *f*

les chiffres des colonnes *a,c,e* expriment la quantité d'oxygène consommé *a* et *c* ou économisé (*e*) au bout du temps inscrit dans la première colonne. Ceux des colonnes *b,d,f* expriment la consommation ou l'économie d'oxygène effectuée pendant la demi-heure considérée.

Cette expérience qui montre une économie totale évidente d'oxygène de l'air réalisée par le groupe B (oxygéné) n'a que peu de valeur ; car les cobayes du groupe A ont consommé vraiment trop d'oxygène pendant la première demi-heure ; sans doute parce qu'ils se sont agités, les chiffres ne sont dès lors plus guère comparables.

EXPÉRIENCE IV *bis*. — Même dispositif. Groupe A de poids : 2.000 grammes ; groupe B de poids : 2.090 grammes (injection de 75 centimètres cubes par cobaye).

Temps des prises	Proportion de CO² exhalé		Proportion d'oxygène consommé		Économie d'oxyg. réalisée par
	A	B	A	B	B
30 minutes..	1.2	1.7	1.7-1.7	1.5-1.5	0.2-0.2
1 heure.....	3.1	2.8	3.5-1-8	2.7-1.2	0.8-0.6
1 h. 3o.....			a b	4.4-1.7	e f
2 heures				c d	

Les cobayes qui ont reçu une injection d'oxygène consomment donc moins d'oxygène de l'air que les animaux témoins.

EXPÉRIENCE V. — On fait deux lots de 5 cobayes de taille et de poids semblables dont l'ensemble

Pèse pour le premier lot..... 1.995 grammes

Pèse pour le deuxième lot... 2.000 grammes .

Le premier lot est mis sous une cloche hermétiquement close de capacité de 29 litres.

Le deuxième lot est mis sous une cloche identique (la capacité est un peu moindre par suite de l'augmentation du volume des cobayes injectés), chaque cobaye a reçu auparavant une injection de 75 centimètres cubés d'oxygène dans le tissu cellulaire sous-cutané, soit en tout 375 centimètres cubes pour le groupe.

La température initiale et la température finale est la même dans les deux cas, 16 degrés et 22 degrés.

Par le bouchon qui obstrue la cloche à sa partie supérieure passsnt le thermomètre, un tube par lequel on fait les prises d'air de la cloche et enfin un énéma qui branche sur la cloche assure le brassage de l'air.

Voici les résultats de l'analyse des gaz de la cloche.

TEMPS DES PRISES	PROPORTION DE CO^2 o/o D'AIR DE LA CLOCHE		PROPORTION DOXYGÈNE CONSOMMÉ (I)				ÉCONOMIE D'OXYG. RÉALISÉE PAR LES COBAYES AYANT REÇU DE L'OXYGÈNE SOUS LA PEAU	
	Cobayes sans oxygène	Cobayes avec oxygène ous la peau	Cobayes sans oxygène		Cobayes avec oxygène		Au moment de la prise	Par demi-heure
Après 3o minutes.	4.1	4.1	4.6		3.9		0.7	0.7
Après 6o minutes.	8.2	7.8	8.7 consommation totale	4.1 consommation pendant la demi-heure	7.9 consommation totale	4 consommation pendant la demi-heure	0.8	0.1

1. Pour avoir l'oxygène consommé, on soustrayait la quantité trouvée sous la cloche de 20.8 proportion d'air.

A. Béraud   7

- Les cobayes injectés consomment donc moins d'oxygène de l'air de la cloche que les cobayes témoins. C'est pendant la première demi-heure qu'ils l'économisent le plus.

Nous nous sommes demandés si la consommation serait la même dans le cas d'animaux respirant un *air fréquemment renouvelé* alors que l'air atmosphérique contiendrait la quantité largement suffisante pour assurer l'hématose.

Expérience VI. — **Pour résoudre cette question on prend deux groupes de cinq cobayes de même poids (2.140-2.150) total. On les met respectivement sous deux cloches de 86 litres, hermétiquement closes permet de faire facilement des prises.**

Les prises sont faites toutes les demi-heures (30 minutes). Un des groupes à reçu 75 cm³ par cobaye d'oxygène sous la peau et après chaque prise l'air de la cloche est entièrement renouvelé par un brassage énergique à l'air libre.

Voici ces proportions respectives d'acide carbonique trouvé dans la cloche et d'oxygène restant et consommé.

TEMPS DES PRISES	PROPORTION 0/0 DE CO_2 PRODUIT		PROPORTION D'OXYGÈNE TROUVÉ SOUS LA PEAU		PROPORTION D'OXYGÈNE DE LA CLOCHE CONSOMMÉ		ÉCONOMIE D'OXYGÈNE DE L'AIR RÉALISÉE PAR LES COBAYES INJECTÉS
	Cobayes sans oxygène	Cobayes avec oxygène	Cobayes sans oxygène	Cobayes avec oxygène	Cobayes sans oxygène	Cobayes avec oxygène	
30 minutes.	1.8	1.6	18.9	19.3	1.9	1.5	0.4
1 heure....	1.8	1.5	18.8	19	2.0	1.8	0.2
1 h. 1/2....	1.8	1.7	18.9	19.1	1.9	1.7	0.2
2 heures...	1.9	1.8	18.9	18.9	1.9	1.9	0.0
2 h. 1/2....		2		18.7		2.1	

Les cobayes respirant à l'air *non confiné* qui ont reçu de l'oxygène sous la peau consomment donc moins d'oxygène de l'air pendant la première heure et demie. La plus forte économie est réalisée pendant la première demi-heure.

Au bout de deux heures ils consomment la même quantité d'oxygène de l'air que les animaux témoins.

On voit donc que les cobayes qui ont reçu une injection hypodermique d'oxygène consomment moins d'oxygène de l'air que les animaux témoins.

Ce phénomène est constant et il se manifeste aussi bien dans la respiration dans l'air confiné que dans la respiration à l'air fréquemment renouvelé.

Si ce premier résultat peut être très nettement affirmé, il est plus difficile de fixer exactement le *moment de la consommation maxima* de l'oxygène injecté dans le tissu cellulaire. Il semble logique d'admettre qu'il correspond au moment où l'analyse des gaz de la cloche donne la plus grande quantité d'oxygène économisé par le groupe des animaux ayant reçu de l'oxygène par rapport au groupe des animaux témoins.

C'est pendant la première heure que l'économie a été la plus marquée, aussi bien à l'air libre que dans l'air confiné.

Il est intéressant de noter que les coba e s ont utilisé l'oxygène injecté même quand la proportion de ce gaz dans l'athmosphère restait suffisante pour assurer l'hématose dans les proportions normales au niveau du poumon.

Dans presque tous les résultats, on note une production légèrement moindre de l'acide carbonique pour les cobayes qui ont reçu une injection hypodermique d'oxygène.

3° DOSAGE DES GAZ DU SANG

Nous venons de voir ; que l'oxygène injecté dans le tissu cellulaire sous-cutané d'un animal y est absorbé ; que la consommation de l'oxygène de l'air est moindre, pendant un certain temps du moins, pour l'animal témoin.

C'est donc que le sang utilise pour son hématose l'oxygène injecté. Il est dès lors permis de supposer et très rationnel d'admettre que le sang veineux de l'animal qui a reçu l'injection d'oxygène contient plus

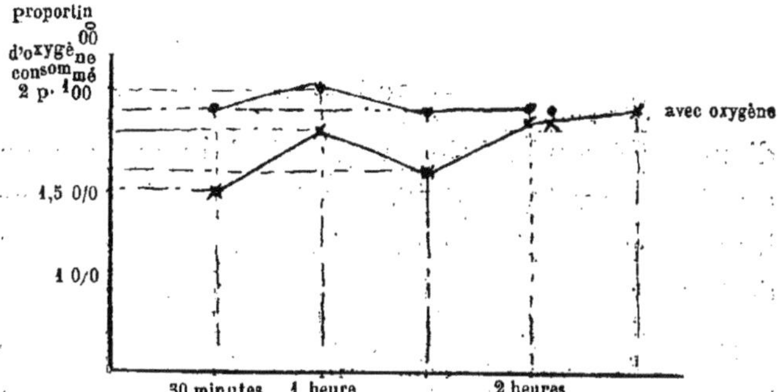

Fig. 1. — Valeur comparée de la consommation d'oxygène de 2 groupes de 5 cobayes (poids 2.000 gr.), dont l'un (X) a reçu 75 cc³ d'oxygène par cobaye. Expérience dans air renouvelé.

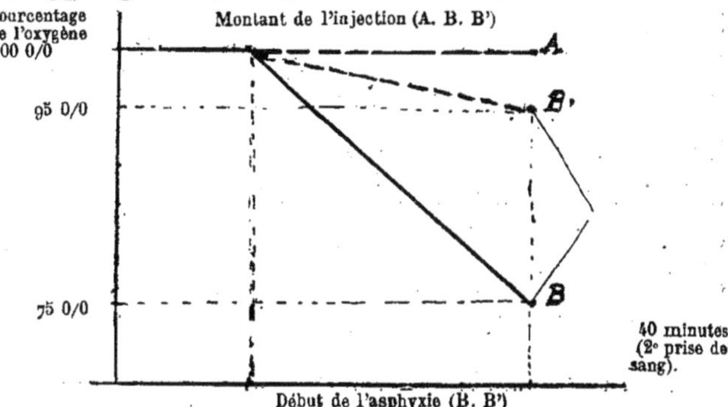

Fig. 2. — Proportion relative de la quantité d'oxygène contenu dans le sang artériel avant et après injection sous-cutanée d'oxigène chez le chien :
A — dans la respiration à l'air libre.
BB' — dans l'asphyxie en milieu confiné.
(Le sang de l'animal normal est supposé contenir 100 o/o d'oxigène.)

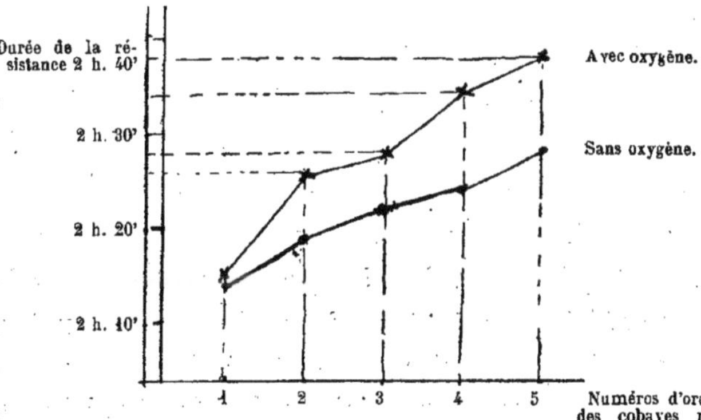

Fig. 3. — Résistance comparée à l'asphyxie par l'air confiné de deux groupes de 5 cobayes dont l'un a reçu une injection sous-cutanée d'oxygène (75 cc³ par animal. Poids total 2.000 gr.).
(Courbe moyenne)

d'oxigène à son arrivée au cœur droit ou au poumon que le sang veineux de l'animal témoin placé dans les mêmes conditions de respiration, de digestion et de travail musculaire.

Une fois la traversée pulmonaire effectuée, si l'animal respire à l'air libre, le sang s'est artérialisé et dans les deux cas il a pu prendre la quantité d'oxygène qui lui était nécessaire pour parfaire son hématose (quantité qui, nous le savons, est moindre pour le sang veineux de l'animal qui a reçu une injection hypodermique d'oxygène). Par conséquent, pour des animaux *respirant à l'air libre*, il ne doit pas y avoir de différence notable dans le dosage des gaz du *sang artériel ;* qu'ils aient ou non été soumis au traitement envisagé.

Mais si au lieu de les faire respirer à l'air libre, nous *entravons* la respiration et le *renouvellement de l'air alvéolaire*, si bien que l'hématose ne se fasse plus ou ne s'effectue que très imparfaitement au niveau du poumon, dès lors nous devons retrouver dans le sang des artères qui est encore en quelque sorte du sang veineux au sens physiologique de ce mot, une quantité plus grande d'oxygène chez l'animal soumis à l'injection de ce gaz que chez l'animal témoin.

Les expériences que nous avons exécutées chez le chien et qui consistaient à doser l'oxygène dans le sang *artériel* avant et après l'injection d'oxygène dans le tissu cellulaire sous-cutané, l'animal respirant à l'air libre ou dans l'air confiné (asphyxie) nous

ont prouvé le bien-fondé de ce raisonnement physiologique.

Expérience. — Respiration à l'air libre chien de 15 kilos
sans anesthésie. Prise de sang artériel on y trouve

Oxygène...................... 21,5 o/o

Acide carbonique.............. 40   o/o

On pratique alors une injectiond'oxygène sous la peau.
Après quarante minutes :

Oxygène...................... 21   o/o

Acide carbonique............. 40   o/o

Par conséquent même quantité d'oxygène dans les 2 cas.

On remarquera,dans les expériences suivantes,que même
après respiration à l'air libre les chiens anesthésies au chloralose ont une hématose moins parfaite. (7 o/o au lieu
de 21 o/o d'oxygène).

Pour les expériences portant sur des chiens en
état d'asphyxie, voici comment nous avons procédé :
On faisait respirer un chien à travers un long tube
suffisamment étroit pour produire des phénomènes
asphyxiques, puis au bout d'une quarantaine de
minutes on faisait une prise de sang artériel dont on
analysait les gaz (oxygène et acide carbonique), puis
on laissait l'animal reprendre son équilibre physiologique en le faisant respirer à l'air libre ; après quoi,
l'injection d'oxygène étant pratiquée,on renouvelait
les phénomènes asphyxiques avec le même tube et
pendant la même durée.

Une seconde prise était alors faite dans la même artère et l'on dosait comme précédemment l'oxygène et l'acide carbonique. Les dosages des gaz du sang ont été exécutés avec l'appareil de Haldane et Barcroft qui permet de n'utiliser pour chaque analyse que 1 centimètre cube de sang et laisse par conséquent l'animal dans les mêmes condition de tension et de circulation au cours des expériences,

Bien entendu l'animal était endormi au chloralose.

EXPÉRIEUCE VII.— Un chien (de 25kilos est endormi (chloralose) et sa trachée est munie d'une canule trachéale. Une canule engagée dans sa carotide permet d'y faire des prises de sang.

L'animal respirant à l'air libre, la canule trachéale étant librement ouverte, on fait une prise de sang.

L'analyse de ce sang artériel donne pour la respiration à l'air libre.

> Oxygène.................. 17,5 o/o
> Acide carbonique.......... 44,5 o/o

On fait alors respirer l'animal pendant quarante minutes par un tube de caoutchouc de 1 m. 20 de longueur et de 15 millimètres de diamètre et rétréci en 2 points pour rendre l'asphyxie plus rapide.

Au bout de quarante minutes, le chien présente une dyspnée assez intense. On fait une prise de sang à la carotide et

l'on trouve que l'oxygène et l'acide carbonique y sont repré-
sentés dans la proportion suivante :

Oxygène................... 13   o/o
Acide carbonique......... 45,5 o/o

La capacité respiratoire calculée à ce moment en agitant
le sang à l'air extérieur donne :

Oxygène.......... 19
Acide carbonique... 36

On laisse alors l'animal respirer pendant vingt minutes à
travers la canule librement ouverte sans tuyau de caoutchouc. Au bout de ce temps le rythme respiratoire est
redevenu normal et semblable à celui du début de l'expérience.

On fait une injection d'oxygène sous la peau du chien.
Injection copieuse.

Puis on ajuste de nouveau le même tube de caoutchouc sur
la canule trachéale, on le laisse le même laps de temps, soit
quarante minutes comme précédemment.

L'analyse du sang de la carotide est alors effectuée ; en
voici les résultats :

Oxygène............ *16,8* o/o au lieu de 13 o/o lorsque
l'animal n'avait pas reçu
d'injection d'oxygène.
Acide carbonique.... 45 o/o au lieu de 45,5 o/o.

La capacité respiratoire du sang est alors la suivante :

Oxygène............ 21,5
Acide carbonique.... 34

Le chien qui a reçu l'injection a donc dans les mêmes conditions d'asphyxie 3,8 o/o *d'oxygène de plus* que lorsqu'il n'en a point reçu.

EXPÉRIENCE VIII. — Chien de 20 kilos endormi au chloralose. Au moyen d'une canule trachéale et d'un tuyau de caoutchouc de 1 mètre de long on pourra le rendre asphyxique.

On fait d'abord une prise de sang à la fémorale.

L'analyse de gaz donne les proportions suivantes pour la respiration à l'air libre.

Oxygène.......................... 17 o/o
Acide carbonique.............. 55,5 o/o

On fait alors respirer l'animal pendant quinze minutes à travers le tuyau de caoutchouc de 1 mètre. Au bout de ce temps on fait une prise de sang à la fémorale, l'animal présente une dyspnée intense.

Les gaz du sang sont alors dans la proportion suivante :

Oxygène...................... 9 o/o
Acide carbonique.............. 48 o/o

On laisse alors l'animal respirer vingt minutes à l'air libre, puis la respiration étant redevenue normale on injecte 390 centimètres cubes d'oxygène sous la peau du chien.

On lui remet comme précédemment le tube de caoutchouc de 1 mètre de long et au bout de quinze minutes on refait une prise de sang à la fémorale, l'animal est *moins dysp-*

néique que lorsqu'il n'avait pas reçu d'injection d'oxygène et on trouve à l'analyse des gaz du sang :

> *Oxygène*...... $11,5$ o/o soit 2,5 o]o de plus qu'avant
> l'injection dans les mêmes
> conditions d'asphyxie.
> CO_2....... 47   o/o

EXPÉRIENCE IX. — On fait respirer un chien de 10 kilos, à poils longs, à travers un tube de caoutchouc de 1 m. 25 de long et de 0 m. 015 de diamètre, fixé à la trachée par une canule trachéale pendant trente minutes.

On fait alors une prise de sang à la fémorale. Le dosage des gaz du sang donne le résultat suivant:

> *Oxygène*...................... 7 o/o
> Acide carbonique................ 48 o/o

On laisse le chien respirer vingt-cinq minutes à l'air libre en supprimant le tube de caoutchouc. L'animal a repris son équilibre physiologique, on lui fait une copieuse injection d'oxygène sous la peau du dos.

Puis on renouvelle pendant trente minutes la respiration à travers le tube précédent. La dyspnée est sensiblement égale à celle de l'expérience précédente.

On fait alors à la fémorale une prise de sang et l'on trouve les résultats suivants:

> *Oxygène*............... 12 o/o, soit 3 o/o en plus
> Acide carbonique...... 45 o/o

De ces trois expériences, nous concluons que d'une manière constante, dans l'asphyxie par respiration dans l'air confiné, le *sang artériel a été trouvé plus riche en oxygène*, lorsque les chiens avaient reçu **au** début de l'asphyxie une injection hypodermique d'oxygène. C'est là une nouvelle preuve et celle-là d'une valeur incontestable, que cette oxygène *est absorbé* est que *le sang l'utilise*.

IV. — Étude de la résistance a l'asphyxie dans l'air confiné après injection hypodermique d'oxygène

Après de longues discussions physiologiques il est aujourd'hui admis que dans l'asphyxie produite par la respiration dans de l'air confiné, c'est la diminution de la tension de l'oxygène et non l'augmentation de celle de l'acide carbonique qui amène la mort.

Il était dès lors intéressant de comparer la résistance à l'asphyxie dans l'air confiné d'animaux témoins et d'animaux auxquels on aurait au préalable injecté de l'oxygène dans le tissu cellulaire. Les expériences précédentes rendaient d'ailleurs vraisemblable l'hypothèse d'une résistance plus marquée de ceux-ci.

Pour faire respirer les animaux dans une atmosphère confinée deux procédés faciles à réaliser s'offraient :

a) Le premier consistait à faire respirer l'animal par un tube étroit et long fixé à la trachée par une canule trachéale ;

b) Le second consiste à enfermer l'animal sous une cloche hermétiquement close.

Voici une expérience réalisée par le premier procédé.

Expérience X. — On prolonge la trachée de deux cobayes de poids à peu près identique (400 et 410 gr.) par un tube de caoutchouc long de 0 m. 75 centimètres et de 3 millimètres de diamètre fixé à la trachée par l'intermédiaire d'une canule trachéale. Le tube et la canule ont exactement les mêmes dimensions pour chaque cobaye. L'un d'eux recevait au début de l'expérience une copieuse injection d'oxygène dans le tissu cellulaire sous-cutané.

Le cobaye qui n'a pas reçu d'injection présente :

Arrêt de la respiration au bout de trente-six minutes ;

Arrêt du cœur au bout de quarante minutes ;

Le cobaye qui a reçu une injection hypodermique d'oxygène, s'arrête de respirer au bout de quarante minutes.

L'arrêt du cœur survient après quarante-cinq minutes.

Il y a donc eu une survie évidente du cobaye injecté ; mais celle-ci a été assez courte.

A l'appui de cette affirmation nous citerons les trois expériences du Dr Rapin qui datent du 9 mars 1911. L'auteur provoque l'asphyxie chez des lapins par compression de la trachée.

Dans sa première expérience : il provoque l'asphyxie de deux lapins par compression de la trachée. L'asphyxie est rapide et survient en cinq minutes. On pratique alors une injection d'oxygène à l'un.

Le pouls redevient perceptible, le réflexe cornéen réapparaît, l'animal survit. Le lapin témoin meurt.

Deuxième expérience : asphyxie lente par alternance d'interruption et d'accès de l'air du poumon. L'un des lapins a reçu au préalable de l'oxygène en injection hypodermique. Tandis que celui-ci supporte vingt fois la compression d'une minute de la trachée avec une minute de respiration et survit à l'expérience ; l'autre meurt à la septième compression.

Troisième expérience : chez deux lapins on obture complètement la trachée. Au bout de deux minutes cinquante secondes les pulsations cardiaques cessent d'être perceptibles, il y a de l'insensibilité cornéenne. On fait au bout de ce temps massage du cœur à l'un ; respiration artificielle, malgré cela l'animal meurt.

L'autre après deux minutes cinquante secondes reçoit une injection d'oxygène, l'on continue la compression de la trachée jusqu'à trois minutes quarante secondes, le cœur faiblit. A ce moment on rétablit l'accès de l'air au poumon et la respiration se rétablit.

Voici maintenant les résultats obtenus en produisant les phénomènes asphyxiques par respiration *sous une cloche hermétiquement close :*

EXPÉRIENCE XI. — Deux cobayes de poids équivalents (320-330 gr.) sont mis sous une même cloche de 10 litres hermétiquement close.

Un tuyau de caoutchouc qui traverse le bouchon supérieur de la cloche aboutit à l'intérieur de celle-ci par l'intermédiaire d'une aiguille au tissu cellulaire sous-cutané d'un des cobayes. Par ce tuyau on pourra, lorsqu'on le voudra, injecter de l'oxygène sous la peau de ce cobaye.

Les deux cobayes tombent :

Le premier après quarante-neuf minutes ;

Le deuxième après cinquante minutes.

A ce moment on envoie de l'oxygène au premier cobaye.

Après soixante minutes le cobaye non injecté présente les spasmes respiratoires agoniques.

Le cobaye qui a reçu l'oxygène sous la peau ne les présente qu'après soixante-sept minutes.

A ce moment on ouvre la cloche et on met les deux cobayes à l'air libre.

Celui qui n'a pas reçu d'oxygène *meurt*.

Celui qui a reçu l'injection d'oxygène *survit*.

L'injection d'oxygène faite au moment de l'agonie permet donc au cobaye qui la reçoit de survivre à l'asphyxie dans l'air confiné lorsqu'on le met à l'air libre contrairement à ce qui se passe pour l'animal témoin qui meurt dans les mêmes conditions.

Si la même expérience est répétée en injectant l'oxygène non pas au moment des phénomènes qui traduisent l'asphyxie, mais au commencement de l'expérience, on n'observe pas, pour une durée assez longue de l'expérience, de différence de temps notable dans l'apparition des troubles asphyxiques chez l'animal témoin et chez celui qui a reçu l'oxygène. Cela s'explique d'ailleurs facilement. Nous savons que les animaux utilisent l'oxygène injecté dès les premiers quarts d'heure qui suivent l'injection et cela évidemment d'autant plus rapidement qu'ils en ont un besoin plus grand ; pendant ce temps l'animal économise de l'oxygène de l'air et cette économie profite à l'animal témoin qui, à la fin de l'expérience se trouve dans les mêmes conditions ou à peu près que l'animal injecté.

Si donc on veut étudier la résistance à l'asphyxie dans l'air confiné d'animaux ayant reçu une injection sous-cutanée d'oxygène et la comparer à celle d'animaux témoins, il faut procéder de la manière suivante.

Expérience XII. — On fait deux lots de 5 cobayes de même poids total et de taille semblable. Poids : 1.955 gr. (groupe A) et 1.960 grammes (groupe B), on met chaque lot de cobayes *séparément* sous une cloche de 3o litres bien close ; le groupe B reçoit au préalable une injection d'oxygène de 75 à 8o centimètres cubes par cobaye, soit en tout 375 centimètres cubes à 4oo centimètres cubes d'oxygène.

Puis on note le moment où les cobayes tombent sur le flanc.

Les chutes successives se produisent comme il suit :

En moyenne, la chute a lieu :

Groupe A. — *Cobayes sans oxygène*

	Groupe A (sans oxyg.)	Groupe B (avec oxyg.)
Le 1er cobaye tombe au bout de	2 h. 12 m.	2 h. 27 m.
Le 2e — — —	2 h. 20 m.	2 h. 29 m.
Le 3e — — —	2 h. 21 m.	2 h. 31 m.
Le 4e — — —	2 h. 22 m.	2 h. 36 m.
Le 5e — — —	2 h. 22 m.	2 h. 37 m.

a) Pour les cobayes sans oxygène au bout de deux heures dix-neuf minutes ;

b) Pour les cobayes qui ont reçu une injection sous-cutanée d'oxygène au bout de deux heures trente-deux minutes.

Dans cette expérience, tous les résultats ont concordé en ce sens que le premier cobaye du groupe A est tombé avant le premier du groupe B, et ainsi de suite jusqu'au dernier, et en moyenne il y a eu *treize minutes de gain* pour le groupe B.

Expérience XIII. — Nous avons recommencé l'expérience en croisant les résultats; c'est-à-dire en donnant de l'oxygène au groupe A et en prenant le groupe B comme témoin. Bien entendu les deux expériences n'ont pas été faites le même jour pour que l'oxygène injecté dans la première expérience au groupe B ne fausse pas les résultats.

Un des cobayes étant mort accidentellement, il fut remplacé par un cobaye un peu plus petit et le poids respectif des deux groupes était : pour le groupe B, 1.935 grammes (diminution sur la veille), groupe A, 1.930 grammes.

Voici les temps de chute observés.

Groupe B. — *Cobayes sans oxygène*

	Groupe B (sans oxyg.)	Groupe A (avec oxyg.)
Le 1er cobaye tombe au bout de	2 h. 15 m.	2 h. 13 m.
Le 2e — — —	2 h. 18 m.	2 h. 24 m.
Le 3e — — —	2 h. 24 m.	2 h. 26 m.
Le 4e — — —	2 h. 30 m.	2 h. 35 m.
Le 5e — — —	2 h. 35 m.	2 h. 40 m.

Ici encore le groupe A qui a reçu l'injection d'oxygène résiste en moyenne cinq minutes de plus que le groupe B, groupe témoin. Ici la chute du premier cobaye du groupe A avant celle du groupe B et qui évidemment ne concorde pas avec la marche générale de l'expérience, est peut-être due à ce que ce cobaye de remplacement était d'une taille inférieure aux autres.

Cette expérience croisée nous fournit quatre termes de comparaison :

En comparant le temps que le groupe B a résisté avec et sans oxygène, nous trouvons un bénéfice de neuf minutes dans le premier cas ;

En comparant le temps que le groupe A a résisté avec et sans oxygène, nous trouvons un bénéfice de huit minutes dans le premier cas ;

En comparant le temps que le groupe A a résisté ayant de l'oxygène et B n'en ayant pas, bénéfice en faveur de A, cinq minutes ;

En comparant le temps de résistance du groupe A sans oxygène et B avec oxygène, nous trouvons bénéfice en faveur de B, treize minutes.

Ce qui fait qu'en moyenne le groupe qui avait reçu une injection d'oxygène *résistait sept minutes de plus* sur deux heures trente minutes environ que celui qui n'avait rien reçu aux troubles graves de l'asphyxie dans l'air confiné.

Si, d'autre part, nous recherchons à l'aide des chiffres de l'expérience II faite sous la même cloche avec des cobayes à peu près identiques, nous voyons qu'ils consomment en moyenne 4 centimètres cubes d'oxygène pour 100 centimètres cubes de la cloche, soit 1.250 centimètres cubes environ d'oxygène pour la cloche de 30 litres, et cela pendant une demi-heure. Ce qui, pour sept minutes, donne un chiffre de consommation d'oxygène de 301 centimètres cubes bien peu éloigné de 375 centimètres cubes, injecté sous la peau de nos cobayes. Ce calcul vérifie encore l'utilisation de l'oxygène injecté et donne à l'expérience une valeur presque mathématique.

A ces expériences, nous joindrons les deux faits expérimentaux suivants qui montrent *l'action curative de l'oxygène dans les asphyxies* par pneumo-thorax avec hémorragie et compression de la trachée.

Expérience XIV. — On crée chez un jeune cobaye un pneumo-thorax par ponction de la plèvre droite. Il se produit une forte hémorragie suivie de dyspnée marquée, puis de mouvements convulsifs, enfin de chute sur le flanc. On pratique alors une copieuse injection d'oxygène dans le tissus cellulaire sous-cutané. Les convulsions cessent et une demi-minute après, l'animal est sur ses pattes. Il va et vient au bout de quinze minutes.

Expérience XV. — Un cobaye a la trachée obturée accidentellement à la suite d'un essai de pose de canule trachéale. Il ne tarde pas à asphyxier. Convulsions. Arrêt respiratoire. Insensibilité. On injecte alors de l'oxygène suivie de :

Reprise des mouvements respiratoires.

Mouvements des pattes.

Réapparition du réflexe cornéen.

Réapparition de la sensibilité.

On peut ainsi, trois fois de suite en vingt minutes, faire revenir l'animal de l'agonie. La quatrième fois, l'injection reste inefficace.

De ces expériences, nous tirerons les **conclusions** suivantes :

L'oxygène injecté donne à l'animal une résistance plus marquée à l'asphyxie en milieu confiné. C'est une preuve de plus qu'il est absorbé et utilisé pour parfaire l'hématose insuffisante au niveau du poumon.

L'oxygène en injections a une action curatrice dans les accidents qui succèdent à une asphyxie brusque par compression ou oblitération de la trachée.

Ces fortes hémorragies peuvent voir leurs mauvais effets compensés par les injections sous-cutanées d'oxygène.

V. — Étude de la résistance des animaux ayant reçu une injection d'oxygène aux troubles amenés par la raréfaction de l'air.

Lorsque l'on soumet un animal à sang chaud à un rapide abaissement de la pression atmosphérique, on voit apparaître à partir du moment où celle-ci n'atteint plus que 4o ou 5o centimètres de mercure : d'abord une agitation de l'animal, puis une accélération de la respiration qui augmentera jusqu'à une certaine limite à partir de laquelle elle deviendra lente et irrégulière, une accélération du cœur ; du gonflement dû à la dilatation des gaz intestinaux. Puis quand la dépression devient assez considérable, les animaux tombent sur le flanc, perdent connaissance et entrent dans une phase convulsive qui précède la mort.

Celle-ci serait due, d'après les expériences de Paul Bert, non pas au manque d'oxygène, mais au défaut de tension de ce gaz. La mort survient en effet lorsque la tension de l'oxygène tombe aux environs de 3 à 4 centimètres de mercure.

Dès lors on peut se demander si l'injection d'oxygène dans le tissu cellulaire aura quelque influence retardante ou curatrice sur les accidents qui résultent de la raréfaction de l'air.

Voici les expériences que nous avons instituées dans le but de résoudre cette question.

Dans une première série d'expériences, l'injection était pratiquée *au début de la décompression*.

EXPÉRIENCE XVI. — On met séparément sous deux cloches de 10 litres de capacité où l'on fait diminuer la pression à l'aide d'une trompe à eau, deux cobayes de même poids. L'un a reçu une injection d'oxygène, l'autre sert de témoin. Un manomètre indique à chaque instant la valeur de la dépression qui croît dans les deux cloches de valeurs égales dans des temps égaux.

En suivant la progression des phénonènes pathologiques on voit que le cobaye qui n'a pas reçu d'oxygène tombe sur le flanc à peu près au même moment que celui qui en a reçu, et cela entre cinq et six minutes après le début lorsque la pression n'est plus que 280 à 250 millimètres.

Nous avons bien obtenu dans deux expériences un léger retard de la chute du cobaye oxygéné sur la chute du témoin qui se faisait à une dépression moins accentuée.

Cent quatre-vingt-dix millimètres au bout de cinq minutes pour le cobaye oxygène.

Deux cent quatre-vingt millimètres au bout de trois minutes quarante-cinq secondes pour le cabayé non oxygéné.

Et la deuxième fois :

Deux cent cinquante millimètres au bout de six minutes pour le cobaye oxygéné.

Deux cent soixante-dix millimètres au bout de cinq minutes un quart pour le cobaye non oxygéné.

Mais ces résultats d'ailleurs bien peu probants ne se sont pas renouvelés dans une série de deux autres expériences où les cobayes tombaient à peu près simultanément.

Nous avions alors pensé à n'injecter l'oxygène qu'au moment de l'apparition des phénomènes pathologiques lorsque, par exemple, l'animal était tombé sur le flanc ; un tube à vide traversant la partie supérieure de la cloche, terminé par une aiguille à injection, piquée dans le tissu cellulaire sous-cutané d'un des cobayes permettait d'injecter l'oxygène quand on voulait,

Mais lorsque l'injection fut pratiquée au moment de la chute, l'animal fut littéralement gonflé d'oxygène et prit des proportions relativement colossalles et non seulement l'oxygène ne fut pas profitable mais, dans un cas, la mort suivit de peu l'injection.

C'est alors que nous eûmes l'idée de n'employer l'oxygène que comme moyen curateur puisqu'il n'avait aucune action efficace au point de vue préventif :

Expérience XVII. — Deux cobayes de même poids (400-410 grr) sont mis sous une même cloche de 10 litres, à l'intérieur de laquelle on raréfie l'air à l'aide d'une trompe a eau.

Au bout de dix minutes, la pression n'est plus que de 210 mm., les 2 cobayes tombent sur le flanc.

Après dix-neuf minutes, la pression : 160 mm., les 2 cobayes présentent une respiration saccadée agonique.

Après quinze minutes, la pression étant de 110 mm.

seulement, les 2 cobayes gisent inertes,la respiration a cessé.

A ce moment on laisse la pression athmosphérique nor^
male (760 mm.) se rétablir à l'intérieur de la cloche en quinze
secondes environ. Les deux cobayes reprennent alors leur
volume normal.

On les sort de la cloche. Ils sont l'un et l'autre absolument
inertes ; la cornée est insensible, la résolution musculaire
complète, la respiration abolie.

On fait une copieuse injection d'oxygène à l'un d'eux.

Au bout de une minute apparaissent des mouvements respiratoires saccadés et très espacés.

Au bout de deux minutes, il y a douze inspirations par
minute, la cornée et les pattes sont toujours insensibles.

Après quatre minutes, vingt-quatre respirations par
minute, la sensibilité cornéenne commence à réapparaître.

Six minutes après l'injection, petits mouvements convulsifs de la patte droite.

Huitième minute, retour de la sensibilité cutanée.

Dixième minute, le cobaye tente de se relever.

Vingt minutes, il commence à marcher.

Le cobaye injecté survit.

L'autre, au contraire, est resté tel qu'il avait été retiré de
la cloche et la respiration n'a jamais repris.

Cette expérience nous a montré *l'action très nettement favorable* et *curatrice* de l'injection d'oxygène
vis-à-vis des accidents syncopaux mortels qui
résultent de la décompression de l'air.

Nous devons reconnaître qu'elle a été difficilement
renouvelable ; car il était très difficile de choisir le

moment opportun pour faire l'injection ; en effet, ou bien les deux cobayes se remettaient l'un et l'autre, avec il est vrai de l'avance pour l'oxygéné, ou bien l'expérience ayant été poussée trop loin, ils mourraient tous les deux.

Voici une autre expérience qui nous paraît intéressante à rapporter.

EXPÉRIENCE XVIII. — Deux cobayes de poids semblable 430-440 grammes sont mis sous une même cloche de 10 litres.

L'un a auparavant reçu une injection sous-cutanée d'oxygène.

On fait le vide sous la cloche par une trompe à eau.

Au bout de dix minutes, les cobayes tombent sur le flanc à peu près simultanément. Celui qui a reçu l'oxygène a paru plus vif et plus remuant jusqu'à sa chute. La pression est alors de 260 millimètres.

Après quinze minutes, la pression est de 140 millimètres ; les cobayes sont inertes affaissés, ils présentent des mouvements respiratoires très espacés, agoniques.

A ce moment on laisse entrer de l'air dans la cloche et en deux ou trois minutes on ramène la pression à 760 millimètres. Trente secondes après ouverture, le cobaye qui a reçu l'injection d'oxygène se relève.

La respiration se rétablit rapidement, après quinze secondes elle était de 150 par minute.

Après une minute il va et vient et a repris l'attitude normale.

Le cobaye qui n'a pas reçu d'injection ne se relève que

quatre minutes trente secondes après et il reste immobile pendant huit à dix minutes.

Ici donc l'oxygène qui avait été peu profitable pendant la décompression est devenue très utile au moment où la pression normale a été rétablie.

Ces diverses expériences tendent à prouver :

1° Que l'oxygène injecté *préventivement* n'a sur l'apparition des symptômes syncopaux produits par une brusque dépression, qu'une action retardante très limitée pour ne pas dire *nulle*;

2° Que l'oxygène est au contraire *utile* pour combattre ces phénomènes pathologiques *lorsque la pression a été ramenée aux environs de la normale* et que les animaux qui reçoivent dans ces conditions de l'oxygène dans le tissu cellulaire sous-cutané se remettant plus rapidement que les témoins et parfois, quand ceux-ci meurent, survivent à l'expérience.

On comprendra facilement que cette constatation, intéressante au point de vue physiologique, puisqu'elle démontre qu'une pression assez forte est nécessaire pour que l'oygène injecté puisse être utilisé, fait prévoir que l'injection resterait sans effets notables dans les accidents qui résultent pour l'homme de la diminution de la pression athmosphérique (mal des montagnes, ascension en ballon) puisque l'injection devrait être pratiquée à l'endroit même où ces accidents se produiraient, c'est-à-dire sans que la pression athmosphérique ait été ramenée à la normale.

Il est vrai que chez l'homme, la plus grande tonicité des tissus cutanés permettrait peut-être (à la cuisse par exemple) une injection d'oxygène à une pression suffisante, le gaz injecté échappant davantage à l'action de la dépression atmosphérique.

D'ailleurs la question se complique si l'on admet avec Mosso que les accidents dus à la dépression atmosphérique ne relèvent pas seulement de l'anoxyhémie, mais aussi de l'acapnie ou appauvrissement du sang en acide carbonique, gaz dont la présence est nécessaire dans le sang pour la fixation et l'absorption de l'oxygène.

On comprendrait mal d'ailleurs dans ce cas comment les injections d'oxygène auraient quelque efficacité.

ACTION DES INJECTIONS HYPODERMIQUES D'OXYGÈNE DANS L'ASPHYXIE PAR L'OXYDE DE CARBONE

On sait que les inhalations d'oxygène ont une réelle efficacité dans la cure des intoxications par l'oxyde de carbone. Nous nous sommes demandé si l'oxygène injecté dans le tissu cellulaire souscutané aurait aussi quelque efficacité dans ce cas :

Nous avons soumis des animaux injectés et des animaux témoins à une intoxication massive (1/2 à 2 et 3 o/o d'oxyde de carbone) afin d'avoir des réactions pathologiques nettes et facilement enregistrables.

Nos expériences nous ont constamment ou à peu près montré, *l'inefficacité* des injections pour *prévenir* les accidents qui résultent pour l'animal de la respiration d'un air fortement oxycarboné.

Expérience. — On met sous une cloche de 3o litres 5 cobayes. L'air de la cloche contient 1 o/o d'oxyde de carbone. On note le temps des chutes successives.

Puis on renouvelle l'expérience avec 5 autres cobayes de poids et de taille semblables auxquels on a injecté auparavant 75 à 8o centimètres cubes d'oxygène dans le tissu cellulaire sous-cutané. On note aussi le temps des chutes successives.

Au bout de quatre minutes et demie dans les deux cas, le dernier cabaye est tombé et voici d'ailleurs les temps de chute :

			Cobayes sans oxygène	Cobayes avec oxygène
La chute du premier cobaye a lieu après			1 m.	1 m. 1/2
—	deuxième	—	2 m.	2 m. 1/2
—	troisième	—	3 m.	3 m. 1/2
—	quatrième	—	4 m.	4 m. 1/2
—	cinquième	—	4 m. 1/2	4 m. 1/2

Ce qui fait sur cinq minutes une résistance de vingt-sept secondes en faveur des cobayes injectés.

C'est bien peu de chose. D'ailleurs des résultats négatifs très caractéristiques confirment l'inutilité de l'injection préventive.

Voici d'autres expériences qui tout en confirmant cette donnée montrent que l'oxyde de carbone à une *action curatrice* assez nette.

Expérience XX.— Quatre cobayes sont mis sous une même cloche de 3o litres, dans laquelle l'atmosphère contient 1/2 o/o d'oxyde de carbone. Deux cobayes ont reçu une injection d'oxygène.

La chute survient au même moment pour ceux qui ont reçu une injection et ceux qui n'en ont pas reçu soit six à sept minutes après le début de l'expérience, on laisse les animaux vingt-cinq minutes sous la cloche ; on les retire alors et on injecte de l'oxygène à deux d'entre eux (ceux qui en avaient déjà eu). Au bout de une minute, les deux cobayes injectés se relèvent. Les non injectés ne se relèvent que au bout de la deuxième minute.

Après deux minutes les cobayes injectés se promènent sur la table tandis que ceux qui n'ont pas reçu d'injection sont encore immobiles au bout de sept minutes et pendant une heure environ ils seront notablement moins éveillés que les premiers.

Cette expérience a été répétée deux fois et les deux fois les cobayes injectés se sont très nettement levés et mis à marcher avant ceux qui n'avaient pas reçu d'injection.

Dans ces deux cas, si l'injection préventive n'a été suivie d'aucune résistance plus longue à l'asphyxie, le retour à l'état normal a été sensiblement plus rapide lorsque l'injection était pratiquée après l'apparition des symptômes asphyxiques (injection curatrice).

Expérience XXI. — Trois cobayes de même poids sont mis sous une cloche de 3o litres dans laquelle se trouve un mélange d'eau et de CO (oxyde de carbone). La proportion de celui-ci est de 1/2 o/o.

Tous les trois sont sans oxygène sous la peau.

On note les chutes nécessaires :

Cobaye A, chute au bout de quatre minutes ;

Cobaye B, chute au bout de quatre minutes trente secondes ;

Cobaye C, chute au bout de cinq minutes.

On *injecte* de l'oxygène sous la peau du cobaye (A), le premier tombé et par conséquent le plus malade.

On fait *inhaler* de l'oxygène au cobaye (B) Et on laisse à l'air libre le cobaye (C).

Les 3 cobayes se remettent, mais les 2 cobayes A et B se rétablissent notablement plus vite que le cobaye C. Dans cette expérience le cobaye qui inhale est le premier remis.

On remet les cobayes sous la cloche et on renouvelle l'expérience.

Le cobaye B tombe le premier après six minutes.

Le cobaye C tombe le second après sept minutes.

Le cobaye A *qui a reçu une injection* tombe le troisième après huit minutes, on les sort de la cloche.

B reçoit une injection hypodermique d'oxygène.

C reçoit une inhalation de ce gaz.

A est mis à l'air libre.

Au bout de deux minutes B l'injecté et C qui inhale se relèvent en même temps.

A, qui cette fois est resté à l'air libre, se relève une minute et demi après.

Donc, dans ces deux expériences les cobayes injectés se sont relevés avant ceux mis simplement à l'air libre et en même temps ou peu après ceux qui ont inhalé de l'oxygène.

Dans l'expérience XXI, celui qui avait reçu une injection d'oxygène est tombé une minute après les autres, alors qu'auparavant il était tombé le premier lorsque les trois cobayes n'avaient subi aucun traitement.

Nous verrons plus loin à la discussion, comment nous pensons pouvoir expliquer ce *phénomène d'action curatrice positive* et *d'action préventive négative*.

Ces expériences d'ailleurs pourraient être reprises en faisant des intoxications moins massives ; en attendant elles semblent légitimer l'emploi de l'oxygène dans la cure des asphyxies par l'oxyde de carbone. Dans les cas en particulier, où l'on a peu d'oxygène à sa disposition, il nous paraît avantageux de commencer par en injecter rapidement (avec la poire au thermocautère) 3 à 4 litres sous la peau, tout en faisant naturellement le traitement habituel et en utilisant après ce qui reste d'oxygène pour les inhalations.

DISCUSSION

Un double fait se dégage très nettement de nos diverses expériences, c'est l'*absorption* et l'*utilisation* par l'organisme de l'oxygène injecté dans le tissu cellulaire sous-cutané.

L'*absorption* est évidente puisque la poche gazeuse formée par le gaz injecté finit par disparaître, puisque des échanges gazeux s'y produisent qui consistent essentiellement en dégagement d'acide carbonique et absorption d'oxygène ; enfin (preuve incontestable de l'absorption de l'oxygène) le sang de l'animal asphyxique contient plus d'oxygène après injection de ce gaz que quand celle-ci n'a pas été pratiquée.

Cela d'ailleurs est déjà un argument en faveur de l'utilisation de l'oxygène. Le sang est l'intermédiaire entre le poumon et les tissus, il est le grand vecteur d'oxygène. Si donc le sang a fixé de ce gaz injecté dans le tissu cellulaire (1), les diverses cellules de l'organisme pourront l'utilser comme s'il avait été fixé dans le poumon.

---

1. L'oxygène injecté doit sans doute se dissoudre d'abord dans le plasma qui baigne les cellules du tissu cellulaire, plasma que collecte les lymphatiques et les veines.

L'utilisation de l'oxygène absorbé ressort encore plus clairement de l'étude des échanges respiratoires. Celle-ci nous a démontré que les cobayes qui ont reçu une injection sous-cutanée d'oxygène consomment moins d'oxygène de l'air atmosphérique que les cobayes témoins. Ce fait explique très clairement que les animaux injectés résistent plus longtemps que les animaux témoins à l'asphyxie dans l'air confiné, puisque pendant un certain temps ils consomment moins d'oxygène de l'air ; ils se constituent ainsi une réserve qu'ils pourront utiliser alors que les animaux témoins seront à bout de ressources.

L'asphyxie dans l'air raréfié et celle produite par l'oxyde de carbone ne sont guère retardées par l'injection préventive d'oxygène.

Dans le premier cas, le gaz subit par l'intermédiaire du revêtement cutané de l'animal, revêtement très souple, une distension qui aboutit à une très forte diminution de sa tension ; on conçoit que dans ces conditions, surtout si la dépression barométrique progresse rapidement, l'absorption et par conséquent l'utilisation de l'oxygène injecté soit nulle ou très réduite. Il est en effet fort logique d'admettre que, comme pour l'oxygène de l'atmosphère, l'absorption se fait au niveau du tissu cellulaire comme au niveau du poumon, d'autant plus rapidement et d'autant plus entièrement que le gaz injecté est à une pression plus forte.

Ce raisonnement théorique est d'ailleurs confirmé par les effets curateurs évidents de l'injection d'oxygène, lorsque en ramenant la pression extérieure à sa valeur normale, on a rendu au gaz injecté une pression suffisante pour être absorbé. Il est très probable même que le tissu cellulaire ne peut absorber l'oxygène avec rapidité que si ce gaz est à une pression assez forte ; car le tissu cellulaire n'est pas adapté comme le poumon à cette fonction d'absorption.

Dans l'intoxication par l'oxyde de carbone nous avons dû procéder par doses massives pour avoir des phénomènes facilement appréciables. Dans ces conditions les troubles asphyxiques survenaient en quelques minutes et l'on comprend dès lors que l'injection préventive d'oxygène soit restée sans amener de résultats favorables. En effet, la quantité d'oxygène absorbée en si peu de temps au niveau du tissu cellulaire était bien minime par rapport à la quantité d'oxyde de carbone absorbée par la large surface pulmonaire.

Au contraire, une fois les animaux soustraits à l'action nocive de la respiration de l'air vicié par ce gaz toxique, l'oxygène injecté pour peu qu'il favorise la dissociation de l'oxycarbo-hémoglobine, aura une action efficace. Il nous a paru d'ailleurs que les cobayes qui avaient reçu une injection d'oxygène après intoxication par l'oxyde de carbone présentaient à la suite de ce traitement une respiration plus rapide, ce qui pourrait favoriser la réoxygénation du sang ; en tous cas, ils reviennent plus vite à l'état normal que les animaux témoins. Cette action curatrice de l'oxygène vis-à-vis des troubles syncopaux qui résultent de la respiration de l'air raréfié et vis-à-vis des phénomènes de l'intoxication par l'oxyde de carbone, est encore un argument en faveur de l'absorption et de l'utilisation de l'oxygène injecté dans le tissu cellulaire sous-cutané. Les résultats signalés de l'expérience (XIV) corroborent aussi cette affirmation.

Il est infiniment probable que chez l'homme l'absorption et l'utilisation de l'oxygène injecté se fait comme chez l'animal ; par conséquent, chez l'homme aussi, cet oxygène doit *collaborer aux phénomènes de l'hématose* et jouer un rôle de suppléance vis-à-vis de l'oxygène alvéolaire lorsque celui-ci est quantitativement insuffisant.

A ce phénomène d'hématose de secours peuvent sans doute se rapporter quelques résultats favorables obtenus par cette médication dans les états asphyxiques.

Mais il ne faut pas oublier que l'homme consomme de 21 à 25 litres d'oxygène par heure et que la quantité injectée dans le même temps ne saurait guère dépasser une dizaine de litres, dont la résorption d'ailleurs ne serait pas totale ; le tissu cellulaire n'étant pas adapté à cette fonction respiratoire. Chez l'animal nous obtenons bien des résultats dans le sens de cette utilisation ; mais la quantité injectée est considérable et l'oxygène diffuse dans tout le tissu cellulaire sous-cutané, ce qui lui donne large surface d'absorption. De plus, si les effets de l'injection sont nets, *ils ne sont pas prolongés.*

Par conséquent, *pour expliquer les bons effets* et surtout la *durée des résultats favorables* obtenus *chez l'homme il nous faut faire intervenir d'autres facteurs.*

Les injections, nous l'avons dit, réussissent mieux dans les aspyhxies où interviennent un élément toxique et un facteur infectieux que dans celles qui relèvent d'une cause purement mécanique. Cela s'explique fort bien par le raisonnement précédent. Dans le cas d'asphyxies de cause purement mécanique l'amélioration ne peut s'expliquer que par la suppléance de l'hématose qui s'effectue au niveau du tissu cellulaire sous-cutané. Or celle-ci, nous l'avons vu, bien que réelle, est faible, peu durable, ou ne s'exerce que lentement.

Il est vrai que des expériences de Charles Richet fils concernant la pathogénie de l'asphyxie, démontrent qu'à côté de l'intoxication *fondamentale et primitive,* et passagère, l'*anoxhémie,* il faut faire place (dans la genèse des accidents asphyxiques) aux intoxications accessoires secondes et persistantes. Ces ntoxications, malaisées à mettre en valeur pendant le cours de l'asphyxie, sont sous la dépendance des toxines d'anaérobioses véritables sous produits de l'asphyxie. Ce seraient elles qui seraient responsables de l'apparition de ce que Ch. Richet fils appelle le *syndrome secondaire de l'asphyxie* auquel il rattache : *a*) les troubles cérébraux psychiques (torpeur, perte des réflexes psychiques) et moteurs (contractures, convulsions, épilesie jacksonienne, titubation, catatonie) ; *b*) les troubles bulbaires (vomissements, la sialorrhée, peut-être l'albuminurie).

Il est dès lors licite d'admettre que l'oxygène peut avoir une action neutralisante sur ces toxines et atténue, non seulement les phénomènes dus à *l'anoxhémie*, mais aussi avoir quelque efficacité contre ce *syndrome secondaire de l'asphyxie*.

Mais un fait reste certain c'est que l'efficacité des injections d'oxygène dans le tissu cellulaire souscutané est très limitée, lorsqu'elles sont employées dans les asphyxies rapides, aiguës relevant de causes mécaniques.

Si, au contraire, les *toxines* organiques ou microbiennes, exogènes ou endogènes, si le facteur *infection* ou intoxication (autre que celui dû aux toxines d'anaérobiose signalé plus haut) participent à l'étiologie de l'asphyxie, l'action efficace et prolongée de l'injection hypodermique d'oxygène peut s'expliquer par un autre mécanisme que celui d'une suppléance apportée à l'hématose pulmonaire insuffisante.

Peut-être pourrait-on dès lors admettre que l'oxygène ainsi introduit de force, sous pression et à l'état de pureté (sans mélange d'autres gaz) dans ce tissu cellulaire sous-cutané exerce une *action oxydante, neutralisante*, et destructive, non seulement sur les toxines produites par l'asphyxie, (comme dans le cas d'asphyxie purement mécanique) sur lesquelles l'expérience prouve qu'il a une action très limitée et peu durable, mais aussi et bien davantage sur les *toxines microbiennes* ou *organiques* qui ont leur part dans *la production* des phénomènes asphyxiques soit directement, soit par l'intermédiaire de lésion anatomiques; phénomènes qui sont ici causes au lieu d'être effets.

La chute de température relatée dans plusieurs observations, la cessation des phénomènes comateux urémiques ou diabétiques, l'augmentation de la diurèse, la diminution du coefficient toxique des urines sont des arguments de quelque valeur en faveur de cette hypothèse.

La thérapeutique envisagée peut aussi agir par *action réflexe* en suscitant ou en régularisant l'activité des centres nerveux par l'excitation périphérique, que peut produire sur les terminaisons nerveuses l'injection hypodermique d'oxygène. Les centres bulbaires seraient ainsi directement mais favorablement impressionnés; ce qui entraînerait les phénomènes respiratoires et circulatoires favorables qui succèdent à l'injection.

Les phénomènes heureux qui succèdent à la transfusion de quelques centimètres cubes de sang et dont l'intensité est tout à fait disproportionnée avec la quantité de sang normal injecté sont, dans le domaine des analogies, comme une preuve indirecte, mais parfaitement assimilable aux faits qui nous occupent, de là la possibilité d'obtenir des effets salutaires très marqués avec des moyens thérapeutiques paraissant *a priori* de qualité et de quantité très faible.

Enfin, la *sédation* que produit l'injection dans le domaine des sensations douloureuses et pénibles ressenties par les malades, peut jouer son rôle dans la genèse des améliorations constatées, en permettant à l'organisme de bénéficier du *repos* et parfois du *sommeil* qui succèdent à l'emploi de l'oxygénothérapie hypodermique.

Ce ne sont là bien entendu que des hypothèses ; des études minutieuses seraient nécessaires pour en vérifier ou en infirmer la teneur.

Avec la vulgarisation de la méthode thérapeutique que nous venons d'exposer, les observations cliniques se multiplieront ; des expériences physiologiques plus complètes, portant sur d'autres terrains que celui un peu restreint des phénomènes respiratoires, pourront être exécutées. Ainsi les injections hypodermiques d'oxygène pourront devenir une thérapeutique rationnelle et vraiment scientifique.

CONCLUSIONS

I. — Faits cliniques

L'oxygène peut être impunément et facilement injecté dans le tissu cellulaire sous-cutané.

Un ballon rempli de ce gaz, relié à une aiguille à injections hypodermiques, directement ou mieux par l'intermédiaire d'une soufflerie de thermocautère, constitue le matériel nécessaire et suffisant.

L'injection ne comporte aucun danger si l'on a soin de s'assurer que l'aiguille n'a pas pénétré dans un vaisseau.

Elle peut être pratiquée, en n'importe quel point du tissu cellulaire sous-cutané ; mais de préférence à l'abdomen ou à la cuisse.

La quantité d'oxygène que l'on peut injecter n'est limitée que par la capacité de distension du tissu cellulaire sous-cutané. On peut facilement injecter à chaque fois 3 ou 4 litres, en vingt minutes environ, et renouveler ces doses plusieurs fois par jour.

L'injection est suivie, localement, de la formation d'une poche gazeuse qui diminue de volume à mesure que se fait la résorption.

L'injection hypodermique d'oxygène produit des

effets sédatifs rapides ; ils sont caractérisés par *une tendance au retour vers le rythme normal du cœur et de la respiration*, une *dimination de la dyspnée* et une *sensation d'amélioration générale* signalée par le malade.

Les affections dyspnéisantes, les états asphyxiques constituent les indications les plus nettes de cette thérapeutique ; mais les résultats obtenus varient selon la cause de l'asphyxie.

Les injections hypodermiques d'oxygène atténuent les symptômes rapidement menaçants des *asphyxies aiguës, purement mécaniques*, dont la cause siège au larynx, à la trachée, aux bronches ou à la plèvre ; mais elles ne constituent dans ce cas qu'une intervention d'attente, *intervention précaire*, qui permet parfois cependant au malade de résister jusqu'à ce que l'obstacle à la respiration soit levé et encore l'opération ne doit-elle pas être différée.

Elles donnent des résultats *beaucoup plus encourageants* dans les *dyspnées et les asphyxies d'origine toxique*, qui surviennent au cours d'intoxication d'origine endogène (urémie-diabète) ou d'origine exogène (gaz délétères, vapeurs d'anesthésiques, etc.,

Mais c'est surtout dans les asphyxies où à l'élément mécanique se joint un *élément toxique et infectieux* qu'elles sont *le plus efficaces*. Aussi les bronchites simples qui surviennent chez les cardiaques et les emphysémateux ; la bronchite capillaire, la broncho-pneumonie lobulaire, ou lobaire, la pneumonie massive quand elles s'accompagnent de symptômes asphyxiques graves, tirent-elles le plus grand profit [des injections sous-cutanées d'oxygènes qui permettent à l'organisme d'attendre la crise libératrice dont elles abrègent la durée et atténuent les dangers.

2° Recherches expérimentales

Nos expériences portant sur divers animaux, dans des circonstances variées de respiration, à l'air libre ou d'asphyxie, nous paraissent autoriser les conclusions suivantes :

a) *L'oxygène injecté dans le tissu cellulaire sous-cutané est absorbé.* — En effet :

1° La poche gazeuse qu'il forme au moment de l'injection diminue peu à peu de volume et finit par disparaître ;

2° Elle est le siège d'échanges gazeux caractérisés par la diminution de l'oxygène injecté et l'apparition d'acide carbonique en quantité notable ;

3° La quantité d'oxygène contenu dans le sang artériel d'un chien respirant en milieu confiné (long tube sur la trachée) est plus grande après injection sous-cutanée d'oxygène que sans injection préalable, toutes les conditions expérimentales restant constantes.

b) *L'oxygène absorbé est utilisé* ainsi que le prouve les faits suivants :

1° La quantité d'oxygène disparue dans l'atmosphère où vivent les animaux est moindre avec ceux qui ont reçu une injection d'oxygène ;

2° Les animaux injectés résistent plus longtemps que les témoins à l'asphyxie en milieu confiné ;

3° L'injection hypodermique d'oxygène a une action très nettement curatrice, mais non préventive, vis-à-vis des phénomènes syncopaux qui résultent pour l'animal de la respiration dans l'air raréfié (dépression barométrique) ;

4° Des animaux soumis à l'intoxication par l'oxyde de carbone, reviennent plus rapidement à leur état normal, lorsqu'on pratique une injection d'oxygène après l'apparition des phénomènes pathologiques.

c) Mais si la quantité d'oxygène injecté à l'animal, quantité relativement énorme, explique très nettement sa résistance plus marquée à l'asphyxie (résistance dont les limites sont d'ailleurs assez étroites) par un simple phénomène de suppléance de l'hématose se faisant au niveau du tissu cellulaire sous-cutané ; *chez l'homme* où les doses ne dépassent guère pour une injection la quantité d'oxygène consommée en un quart d'heure environ (3 à 4 litres), *il faut faire intervenir d'autres facteurs* pour expliquer l'amélioration évidente et durable observée dans les affections dont nous avons parlé.

On peut rationnellement supposer que l'efficacité de l'oxygène ainsi introduit de force et sous pression dans le tissu cellulaire s'explique :

1° Par son action oxydante sur les toxines endogènes ou exogènes ;

2° Par une excitation réflexe des centres nerveux dont l'activité peut être suscitée par l'excitation nerveuse périphérique produite par l'injection ;

3° Par l'action analgésiante et sédative de l'injection qui permet au malade de bénéficier d'un repos et d'un sommeil réparateurs.

BIBLIOGRAPHIE

Aron. — De l'Emploi thérapeutique de l'oxygène. Compte
rendu de la séance du 1ᵉʳ mai 1901 de la Société de
méd. berlinoise, in Semaine médicale, 1901, p. 165.

Baginsky. — Ibid. Séance du 4 mars 1901, in Semaine méd.,
1901, p. 88.

Bainbridge. — Emploi thérapeutique de l'oxygène en
médecine et en chirurgie avec observations (New-
York. State Journal of. Medicine, june, 1908, n° 6,
p. 280-295).

Barcroft et Haldane. — A method of estimating the oxygen and carbonic acid in small quantities of blood
(J. of. Physiologie, Lond., 1902, t. XXVIII, p. 232-
240).

Carvallo. — Article Barométrique (Pression), p. 25-40, in
Dictionnaire de Physiologie de Richet.

Chabas et Domine. — Les Injections hypodermiques d'oxygène (Compte rendu du Congrès international de
médecine de Lisbonne, 1906, t. IV, p. 90 et 240).

Demarquay et Leconte. — Action physiologique et pathologique des gaz injectés dans les tissus vivants
(Archives générales de médecine, 1859, 5ᵉ série, XIV,
p. 224 et 545).

Domine et Chabas. — Voir plus haut Chabas.

Doreau. — L'Oxygène en thérapeutique. Th. de Paris, 1881.

Dumarest. — Article Gangrène sénile traitée par les injections interstitielles de gaz oxygène (Journal de
médecine et de chirurgie pratiques, 29 sept. 1911).

Ewart. — The subcutaneous administration of oxygen (The
British medical Journal, 1900, p. 1099-1001).

GAERTNER (G.). — Ueber intraven öse Saverstoff infusion (Allg. Wien. med. Zeg., XLVII, 239-240).

GALLI. — Zen geschichte und indications der Sauerstoff-thérapie (München. Medic. Wchrsch, 1908, IV, p. 124).

GRÉHANT, — Les Gaz du sang, p. 101 à 123. Valeur de l'oxygène dans le traitement de l'intoxication par l'oxyde de carbone. Compte rend de. l'Acad. des Sciences. Séances du 24 février, 4 et 11 mars, 2 décembre 1901.

HALDANE et BARCROFT. — A method of estimating the oxygen aud carbonic acid in small quantities of blood (Journal of physiol. London, 1902, XXVIII, p. 232-240).

LABBÉE (Ernest). — Article oxygène, p. 478 à 525 in Dictionnaire Dechambre.

MARTIN. — Les Injections de gaz oxygène (en chirurgie) (Archives médicales belges. Bruxelles, 1904, XXIV, p. 15 à 25).

MAISONNET. — Les Injections sous-cutanées d'oxygène (Bulletin de la Société de Médecine militaire française, janvier 1911, p. 37-43, n° 1).

NEUDÖRFER. — Zur intravenosen Lauerstoff infusion (Wièn. Klin. Wochensch., 26 janvier 1905).

OPPENHEIM. — Thérapeutique de l'œdème aigu du poumon (Bulletin général de thérapeutique, 30 mai 1911, p. 752-754).

POUY. — Les Injections sous-cutanées d'oxygène (Bull. de la Société de Méd. milit. franç., mai 1911, n° 9, p. 287-293).

RAMOND. — Injections sous-cutanées d'oxygène (Progrès médical, 3 septembre 1910).

— Technique des injections sous-cutanées d'oxygène, 21 octobre 1911, p. 517.

RAPIN. — Respiration sous-cutanée, nouveau traitement de l'asphyxie (Revue médicale de la Suisse Romande, 1911, n° 31, p. 260).

Raüe. — Ueber Sauerstofftherapie. Saint-Petersb. med. Wochenschrift, 1908, IV, p. 124.

Richet (Ch.) — Article asphyxie, p. 754 à 760, in Dictionnaire physiologie de Richet.

Richet (Ch. fils). — Phénomènes post-asphyxiques. Syndrome secondaire de l'asphyxie (Archives de méd. expérimentale et d'anatomie patholog., mai 1910, p. 343 à 361).

Sacquépée. — Injections sous-cutanées d'oxygène (Bull. de la Soc. de méd. milit. franç., janvier 1911, n° 2, p. 66 à 69).

Schuttelaire. — Injections sous-cutanées d'oxygène (Bullet. de Soc. méd. milit. franç. n° 12, p. 392-393, 1911).

Schmeltz. — De l'Oxygène pur en chirurgie contre les processus septiques. Th. de Paris, p. 30 à 40, 1903-1904.

Stuertz (E.). — Ueher intravenöse Sauerstoff infusion (Ztschr. f. diatel. u. physik. Therap. Leipz, VII, 67, 159, 1903).

Mémoires originaux

Béraud et Garrelon.— Effets des injections sous-cutanées d'oxygène. (C. R. Soc. de Biolog. Séance 2 et 9 Déc. 1911.

ERRATA

Page 104, ligne 22, *au lieu de* : est moindre, *lire* : est
plus grande.
Page 105, fig. 2, *au lieu de* : montant de l'injection,
lire : moment de l'injection.

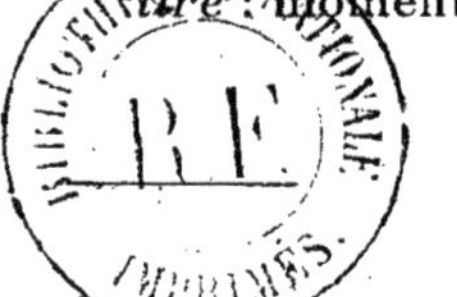